病院は、めんどくさい

複雑なしくみの疑問に答える

木村憲洋

光文社新書

はじめに

「ヤバイ！　熱が38度7分もある。病院に行ったほうがいいかもしれない。でも、何だかめんどうくさいな。風邪薬のんで早めに寝よう」

「昨日から下腹部のあたりに鈍痛《どんつう》がする。でも病院に行くのはおっくうだな。どうせ長時間待たされるし、今日一日様子を見てみよう」

――このように、病院に行くのをめんどうくさがる人は多いようです。

なぜ、病院に行くのはめんどうくさいのでしょうか？

理由はだいたい以下に挙げるようなことだと思います。

まず、どの病院が良い病院かわからない。さらに、体調が悪いにもかかわらず、ちゃんと身支度《みじたく》をして病院まで行くのはたいへんなことです。家のすぐそばに病院があるならまだしも、わざわざ電車やバスに乗って行くような場合は、移動による疲れで体調がさらに悪化しそうです。

病院に着いたら、受付で保険証を提示します。初めて診《み》てもらう病院なら、診察券をつくらなければなりません。問診票の記入を要求されることもあります。

そして、自分の順番が来るまで待ちます。空《す》いているところだとそうでもないのですが、大きな病院ともなると、予約をしていない場合、1時間、2時間待たされるのはザラです。東京の都心にある総合病院に通院していた私の知人は、「6時間も待たされたことがある」と自慢気(?)に話していました。そんな話を聞くと、病院に行く気持ちが萎《な》えてしまいます。

ようやく自分の名前が呼ばれ、診察室に通されました。白衣に身を包んだ医者には威厳を感じて、つい気後《きおく》れしてしまいます。自分の病状について、医者から説明を受けたのですが、専門用語ばかりで正直よく理解できません。狐《きつね》につままれたような気持ちで診察室をあとにします。

それが終わったら、今度は会計の順番待ちです。最近では、医療費自動精算機を導入している病院も増えてきましたが、使い方に慣れていないと時間がかかります。

やっと自分の番が来ました。受付の人に「本日のお会計は４５５０円です」と言われました。「結構高いな」と思い、渡された診療明細書を見てみると、「初診２７０点×１」とか「ＣＴ64列以上９５０点×１」などと書いてあります。意味がよくわかりません。食事や買物をする際、メニューや値札などを見れば、あらかじめいくらになるか予想がつくのですが、病院の場合、支払いの時になって、はじめてわかるのがふつうです。

財布の中身が乏しくなりましたが、まだ支払いは残っています。会計の際、処方せんをもらったので、これに書いてある薬を病院の外にある薬局で受け取らなければなりません。

薬局の待合室も人がいっぱいです。ここまででかなりヘトヘトです。番号札を取って、空いている席に腰を下ろします。「どのくらい待つのだろう」「薬代はいくらかかるのだろう」。そんなことを考えると、つい、ため息が出てきます……。

たしかに病院に行くと、めんどうくさいことがたくさんありますね。

なぜ、病院はこうもめんどうくさいことが多いのでしょうか？

それは、病院が複雑な構造やしくみの下《もと》に運営されているからです。そして、医療に関する法律や医療政策によって厳しく複雑なかたちで規制されているからなのです。医療行為は、言うまでもなく人の命を扱っています。そんなデリケートな行為であるがゆえに、厳密に行なうべきことや制限されることが多くあるのです。

たとえば、私たちはふつう、近所の小さなクリニックと、街の中心部にある大きな病院もひっくるめて「病院」と言っていますが、医療法ではそれぞれ区分されていま す。正しくは、前者（たいてい「～医院」「～クリニック」という名前がついていま す）は「診療所」で、「病院」というのは後者を指しています。

そして、大きな病院の場合、地域の「医療圏」によって、数が制限されています（「医療圏」については、第3章でお話しします）。そのため、どうしてもそこに患者さんが集中してしまいます。

また、医療の専門家である医師と、知識の乏しい患者さんの間には、「情報格差」の問題が横たわっています。そのため、医師の言うことを患者さんが十分に理解できないのには仕方がないところがあります（最近では、それを是正するための試みがいろいろなされています。くわしくは第5章でお話しします）。

個々の医療行為は、診療報酬点数によって価格が決まっています。しかし、それが一般に知られることはほとんどありません。だから患者さんは、支払いの際に戸惑うことになるのです。

かつて患者さんは病院の中で薬をもらっていましたが、しばらく前から、「医薬分業」の考えに基づき、院外の薬局で処方され、そこで受けとるのがふつうになりました（なぜ、そうなったかについては、第2章でお話しします）。

このように、「病院がめんどうくさい」ことには、それぞれちゃんとした理由があるのです。

本書は、病院に関する「めんどうくさい」しくみや決まりごとなどについて、疑問にお答えする形式をとりながら、説明をしていきます。

第1章では、病院の組織的なことやそこで働く医療従事者に関する疑問を取り上げます。

第2章では、病院のしくみや病院にまつわる細々とした疑問を取り上げます。

第3章では、病院の経営やお金に関する疑問を取り上げます。

第4章では、病院を縛る法律や医療制度に関する疑問を取り上げます。

第5章では、病院を取り巻く新しい動きに関する疑問を取り上げます。

本書を通して読めば、病院にまつわる「めんどうくささ」の理由がわかり、病院や医療制度に対する理解が深まると思います。

理解が深まれば、病院をうまく使いこなす方法もおのずと見つかります。病院には患者さんにとって便利なサービスなどがいろいろあります。しかし病院は宣伝する方法が限られているため、こちらから情報を取りに行かないと、知らないままでいることになってしまうのです。

また、理解が深まれば、医療制度の改善すべき点なども見えてきます。読者の方の中から改善を望む声が高まれば、それが政策に反映されることにもなるでしょう。

病院は「しくみ」がわかれば、案外おもしろいところです。

めんどうくさがらず、この機会に、病院のことをもっと知ってみませんか?

目次

第1章　医者の給与はどのくらい？

——病院に関する素朴な疑問

【質問1】病院にはどんな種類があるのですか？

医療機関は、医療法によって、診療所と病院、助産所、介護老人保健施設、調剤を実施する薬局、その他の医療を提供する施設に分けられます。医療法は医療機関や医療を提供する体制を規定した法律です（168ページ参照）。

診療所は病床《びょうしょう》（ベッド）を持たないか、あっても19床以下、病院は20床以上の病床を持つ医療機関であると、医療法で定義されています。どちらもいっしょくたに「病院」と言われることが多いのですが、病床の数によって違いがあるわけです。

また病院は、同じく医療法で、①特定機能病院、②地域医療支援病院、その他の病院に分かれます。これが公的な分類ですが、もっと一般的な分け方としては、ⓐ専門病院、ⓑ急性期病院、ⓒケアミックス病院、ⓓリハビリテーション病院、ⓔ慢性期病院の5つがあります。

では、まず公的な分類のほうから見ていきましょう。

①特定機能病院

医療法の定義では、「高度の医療の提供、高度の医療技術の開発及び評価、高度の医療に関する研修を行わせる能力を有する」医療機関ということになります。しかし、この「高度」という表現は非常にあいまいです。

早い話が、「一部の医療機関しか提供できない技術」を持ち、「医療技術に関する研究を行って」おり、「医師などが研修を行える教育医療機関」ということです。みなさんの身近な例で言えば、大学病院のようなところとお考えいただくといいでしょう。

厚生労働大臣の承認が必要で、大学病院の本院や国立高度専門医療研究センターなど、全国で約80の病院が承認されています。

②地域医療支援病院

地域の医療機関や医療従事者をサポートし、地域医療のかなめとなる医療機関です。地域の医療機関から紹介された患者さんの受け入れをはじめ、地域の医療従事者の研究や研修を支援する体制、救急医療を提供する能力を有することなどが求められます。

次は一般的な分類です。

ⓐ専門病院

専門病院は特定の病気や症状などの治療に特化した病院で、高度専門病院と単科専門病院に分けられます。

高度専門病院には、がんセンターや循環器病センター、小児医療センターなどがあり、自治体など公的な機関によって設立されることが多く、人材の確保や設備投資にお金をかけています。

一方、単科専門病院は、眼科病院や耳鼻咽喉《いんこう》科病院、精神科病院などで、特定の症例を集約できるという利点があります。そのため職員の教育がしやすく、そのことが提供する医療の質を向上させることにもつながり、経営がうまくいっているところが多いのが特徴です。

ⓑ急性期病院

急激に症状の悪化した状態にある急性期の患者さんに対し、救急医療や手術を行なうことを目的とした病院です。平均在院日数（68ページ参照）が短いのが特徴で、専門病院と同じく、人材の確保と設備投資にお金をかける傾向にあります。

ⓒケアミックス病院

急性期医療と慢性期医療の双方に対応するため、一般病床と療養病床を併《あわ》せ持つ病院です（病床の種類については61ページでお話しします）。病院の中でこのカテゴリーが一番多く、全国に約２０００施設が存在していると言われています。

ⓓリハビリテーション病院

脳卒中などの治療後に、患者さんが自宅や施設へ帰るためのリハビリテーションを専門に行なう病院です。365日高密度のリハビリテーションを提供できる体制を整えています。

ⓔ慢性期病院

療養病床だけを有する、長期療養のための病院です。介護施設では対応できない医療依存度の高い患者さんを中心に、長期間の入院医療を提供することができます。外来医療については、ほとんど行なっていないところが多いのも特徴のひとつです。

ひと口に病院といっても、機能や目的によって右に挙げてきたような違いがあります。あなたの近所にある病院が、どのカテゴリーに属するか、一度調べてみるのもよいでしょう。

【質問2】病院ではどんな人たちが働いているのですか?

病院ではさまざまな医療従事者が働いています。医師や看護師、薬剤師まではすぐに思いつくでしょうが、保健師、助産師、准《じゅん》看護師、診療放射線技師、臨床検査技師、理学療法士、作業療法士、言語聴覚士、栄養士、管理栄養士、臨床工学技士、事務員となると、パッと思いつく人は少ないかもしれません。

医師は診療のプランナーであり、医療行為の実行者です。医師法で、医師でなければ医業をしてはならない、と医療行為を行なうことが唯一認められている存在です。他の医療従事者は、医師法の特別法(※1)によって、一部の医療行為を許されています。

看護師には、医師の医療行為を補助しつつ、患者さんの療養の世話をするという役割があります。また、患者さん一人ひとりの治癒《ちゆ》力を最大限に引き出すための環境整備も重要な仕事であり、良い療養環境を提供できるかどうかは看護師の力量にかかっています。

准看護師は医師や看護師の指示下にありますが、採血や点滴などの医療行為については、医師や看護師とほぼ同等の仕事ができます。看護師は国家資格、准看護師は都道府県知事資格です。

保健師は患者さんの健康増進や健康管理といった保健指導に従事する専門職です。保健師になるには国家試験に合格する必要があります。ちなみに、保健師国家試験は、看護師国家試験と同時に受験したり、看護師免許を取得後に受験するケースが多く、そのため保健師の多くが看護師免許も持っています。ですから、病院では看護師資格で職務に従事している人がほとんどです。

助産師は分娩《ぶんべん》を助け、出産後の女性、新生児の保健指導を行ないます。病院では産科医と連携して、質の高い産科医療を提供します。

病院の薬剤師は、患者さんが安全で効果的な薬物療法を受けられるようにするための専門職です。医師が処方する薬剤のチェックや調剤のほか、患者さんに対して薬剤と薬物療法に関する説明も行ないます。近年では、連携している医療機関や保険薬局に対して、患者さんの薬物療法に関する情報を提供することも、重要な仕事となりつつあります。

診療放射線技師はＸ線の専門職です。胸のレントゲンをはじめ、ＣＴ（※２）やＭＲＩ（※３）といった画像診断装置を操作して写真撮影を行ないます。医師が放射線治療を行なう際の補助という役割もあります。

臨床検査技師は検査の専門職です。血液検査などの検体検査や、心電図やエコーといった生理機能検査も担当します。

理学療法士や作業療法士、言語聴覚士はリハビリテーションの専門職です。理学療法士は歩行や起立といった患者さんの基本的な動作に関する訓練を行ないます。作業療法士は患者さんが病気発症前の生活に戻れるようにするため、指先などの細かい動作や台所での調理といった応用動作を中心に指導します。言語聴覚士は脳卒中などによる失語症や嚥下《えんげ》障害（※4）の患者さんを担当します。

管理栄養士は、患者さんの療養のための栄養指導や、個人の健康増進などに関して、高度の専門知識や技術を持つ専門職です。多くの食事を継続的に提供する施設の管理者という役割もあります。栄養士は、管理栄養士のもとで、献立《こんだて》の作成などを行ないます。管理栄養士は国家資格、栄養士は都道府県知事資格です。

臨床工学技士は生命維持管理装置の操作や保守などを担当します。近年、病院での重要性が増している専門職です。

事務員には、医療現場に直接従事する医療事務、診療情報管理士、医師事務作業補助者や、直接従事しない総務系の仕事があります。医療事務は受付や診療報酬の計算を行ないます。診療情報管理士はカルテの管理や疾病《しっぺい》統計などを作成し、臨床へのフィードバックを行なう専門職です。医師事務作業補助者は診断書の作成など、医師の事務的な作業を代行する専門職です。総務系は一般企業と同様に、財務、経理、人事、総務、庶務といった仕事を行ないます。事務員は病院の中で、唯一資格がなくても従事することができる職種です。

医療業界で働くには、知力や技術力に加えて、体力や精神力も必要です。たとえ、ヘトヘトに疲れていたとしても、容態が急変した患者さんがいれば、無理を押して治療や治療の補助に当たらなければなりません。また、患者さんの生死に直面するような場合でも、冷静な対処が求められるのです。

このような、患者さんのために日夜身を粉《こ》にして働く職員たちが、病院を、そして日本の医療を支えています。もし、病院にかかる機会がありましたら、彼らに温かい声をかけてあげてください。それが彼らの心の支えになるのです。


（※１）特別法：一般法に対して優先される法律。

（※２）ＣＴ：Ｘ線を患者に対して３６０度の方向から照射することで身体の断面図などを撮影する機器。

（※３）ＭＲＩ：磁気などを利用して身体の断面などを撮影する機器で、Ｘ線を利用せず画像診断ができる特徴がある。

（※４）嚥下：食べ物などを呑み込む口腔から胃までの一連の運動のこと。

【質問3】病院はどのようにして収入を得ているのですか？

病院で診てもらった後、窓口で支払いをする際、健康保険証を提示します。そこで、あなたが75歳未満だったら、かかった医療費の3割を、75歳以上だったら1割を自己負担します。それぞれ残りの7割、9割は、医療保険から病院に支払われます。これを診療報酬と言います。つまり、〈自己負担＋診療報酬〉が病院の収入となるわけです。

診察や手術、入院など個々の医療行為ごとに、厚生労働省によって診療報酬の額が決められており、それを表にしたものが診療報酬点数表です。Aという病気のBという手術はC点、Dという病気のEという検査はF点といった具合に、細かく規定されていて、これが記載されている本は、とても分厚いものになっています。文字どおり点数で表示されているため（1点10円）、病院経営は「点取りゲームだ」という人もいます。

少し専門的な話になりますが、診療報酬点数表の中身を大きく分けると、内科や外科などの医療に関する医科点数表、歯科医療に関する歯科点数表、保険薬局向けの調剤点数表の3つになります。その他に、保険医薬品に関する薬価基準、保険医療材料に関する材料価格基準があります。そして、医科点数表・歯科点数表・調剤点数表の3つが、医療技術などに対する保険による公定価格、薬価基準・材料価格基準の2つが、使用した薬や医療材料に対する保険による償還《しょうかん》価格（※）となります。

医科点数表は、基本診療料と特掲《とっけい》診療料の2層構造となっています。診療報酬は「出来高払い」を原則としていて、①基本診療料に、オプション部分の②特掲診療料を加算するかたちで構成されます。つまり、〈基本診療料＋特掲診療料〉というわけです。

それぞれかんたんに説明しましょう。

図表1　初診料のしくみ

初　診　料	
6歳以上	270点
6歳未満	270点 プラス 75点（乳幼児加算）

＋

他科診療加算（2科目）	135点

＋

休日	夜間 18:00〜22:00	深夜 22:00〜6:00
85点	250点	480点
200点	365点	695点

＋

医療計画に記載されている救急医療機関
230点
345点

休日・夜間加算

上の表のように、初診料は270点が基本で、患者さんの年齢が6歳未満の場合は、そこに乳幼児加算として75点が加わる。たとえば、5歳の幼児が深夜2時に救急医療機関に運ばれたときは、〈270点＋75点＋695点＋345点〉で、1,385点が算定できることになる。
また、このとき、2科にかかったとすると、そこにさらに135点が加算されることになる。

出所:厚生労働省

①基本診療料

早い話が「基本料金」のことです。

外来分と入院分に分けられ、基本的にそれぞれ１日に１回算定できるようになっています。たとえば、外来であれば初診料と再診料などを、入院であれば入院料を１日に１回算定できます。その額は、たとえば初診料だと２７０点（２７００円）、一般病棟入院基本料（患者７人対看護師１人）だと１５６１点（１万５６１０円）です。

ちなみに、入院料は、０時から24

図表2　再診料と外来診療料のしくみ

再診料		外来診療料
診療所	病院	
	200床未満	200床以上
69点	69点	70点

＋

休　日	夜間 18:00～22:00	深夜 22:00～6:00
65点	190点	420点
135点	260点	590点

休日・夜間加算

＋

乳幼児加算（6歳未満）	38点

＋

外来管理加算（再診料のみ）	52点

A診療料	B診療料	算定
再診	再診	再診料（69点）＋再診料（34点）

上の表のように、初診以外の診療料は、再診料（診療所と200床未満の病院）と外来診療料（200床以上の病院）に分けられる。こちらも初診料と同様に、患者の年齢や診察時間によって加算がある。

出所：厚生労働省

時までを1日として計算するので、ホテルで言うところの1泊2日だと、2日分の入院料が請求されます。

②特掲診療料

オプション部分です。基本診療料に、この特掲診療料が加算され、患者さんが窓口で支払う自己負担分は、この医療費をもとに1～3割の間で支払うこととなります。

特掲診療料は、薬の説明や病気に関する生活指導といったものを点数化した医学管理等をはじめ、

有床診療所緩和ケア診療加算	150点／日
精神科措置入院診療加算	2,500点／入院初日
精神科応急入院施設管理加算	2,500点／入院初日
精神科隔離室管理加算	220点／日
精神病棟入院時医学管理加算	5点／日
精神科地域移行実施加算	10点／日
精神科身体合併症管理加算	450点／日
精神科リエゾンチーム加算	200点／週
強度行動障害入院医療管理加算	300点／日
重度アルコール依存症入院医療管理加算	31日以上60日以内100点／日、30日以内200点／日
摂食障害入院医療管理加算	31日以上60日以内100点／日、30日以内200点／日
がん診療連携拠点病院加算	500点／入院初日
栄養サポートチーム加算	200点／週
医療安全対策加算	35点／入院初日〜85点／入院初日
感染防止対策加算	100点／入院初日〜400点／入院初日
患者サポート体制充実加算	70点／入院初日
褥瘡ハイリスク患者ケア加算	500点／入院中1回
ハイリスク妊娠管理加算	1,200点／日
ハイリスク分娩管理加算	3,200点／日
退院調整加算	50点〜800点／退院時1回
新生児特定集中治療室退院調整加算	300点／退院時1回
救急搬送患者地域連携紹介加算	1,000点／退院時1回
救急搬送患者地域連携受入加算	2,000点／入院初日
精神科救急搬送患者地域連携紹介加算	1,000点／退院時1回
精神科救急搬送患者地域連携受入加算	2,000点／入院初日
地域連携認知症支援加算	1,500点／再転院時
地域連携認知症集中治療加算	1,500点／退院時1回
総合評価加算	100点／入院中1回
呼吸ケアチーム加算	150点／週
後発医薬品使用体制加算	28点／入院初日〜35点／入院初日
病棟薬剤業務実施加算	100点／週
データ提出加算	100点／入院中1回〜160点／入院中1回

図表3　入院基本料等加算一覧表

総合入院体制加算	120点／日
地域医療支援病院入院診療加算	1,000点／入院初日
臨床研修病院入院診療加算	20点／入院初日〜40点／入院初日
救急医療管理加算	800点／日
超急性期脳卒中加算	12,000点／入院初日
妊産婦緊急搬送入院加算	7,000点／入院初日
在宅患者緊急入院診療加算	1,000点／入院初日〜2,500点／入院初日
診療録管理体制加算	30点／入院初日
医師事務作業補助体制加算	138点／入院初日〜810点／入院初日
急性期看護補助体制加算	80点／日〜160点／日
乳幼児加算	病院333点／日、特別入院基本料を算定している病院・診療所289点／日
幼児加算	病院283点／日、特別入院基本料を算定している病院・診療所239点／日
難病等特別入院診療加算	250点／日
特殊疾患入院施設管理加算	350点／日
超重症児（者）入院診療加算	6歳以上400点／日、6歳未満800点／日
準超重症児（者）入院診療加算	6歳以上100点／日、6歳未満200点／日
看護配置加算	12点／日
看護補助加算	56点／日〜109点／日
地域加算	3点／日〜18点／日
離島加算	18点／日
療養環境加算	25点／日
HIV感染者療養環境特別加算	150点／日〜350点／日
二類感染症患者療養環境特別加算	200点／日〜300点／日
重症者等療養環境特別加算	150点／日〜300点／日
小児療養環境特別加算	300点／日
療養病棟療養環境加算	115点／日〜132点／日
療養病棟療養環境改善加算	20点／日〜80点／日
診療所療養病床療養環境加算	100点／日
診療所療養病床療養環境改善加算	35点／日
無菌治療室管理加算	2,000点／日〜3,000点／日
放射線治療病室管理加算	2,500点／日
重症皮膚潰瘍管理加算	18点／日
緩和ケア診療加算	400点／日

図表4　一般病棟入院基本料

（平成24年4月現在）

患者対看護師	基本点数	14日まで	15日〜30日	31日〜89日	施設要件平均在院日数
7人対1人	1,566点	2,016点	1,758点	1,566点	18日
10人対1人	1,311点	1,761点	1,503点	1,311点	21日
13人対1人	1,103点	1,523点	1,295点	1,103点	24日
15人対1人	945点	1,395点	1,137点	945点	60日

出所:厚生労働省

検査、手術、病理診断など、細かく分かれています。同時に複数の検査を行なえば、それらを合わせて算定することができます。また、休日や深夜の診療の際に加算される点数もあるので、休日に初めて診てもらった場合は、初診料に休日加算がなされます（30・31ページ図表1・2）。

診療報酬点数は項目ごとにグレードがあります。たとえば、一般病棟に入院する場合の入院基本料は、〈患者7人対看護師1人〉から〈患者15人対看護師1人〉までの4段階に分かれています。〈患者7人対看護師1人〉の入院基本料が最も高く、〈患者15人対看護師1人〉が一番安くなります（図表4）。また、CTやMRIなどの高スペックの医療機器を使った診療の場合、診療報酬が高くなるよう制度が設計されています（32・33ページ図表3）。

診療報酬点数は2年に一度改定されるのですが、そのたびに、その時点における国の医療政策の方向性と合致した項目が新設されたり、項目によっては点数の引き上げ、引き下げが行なわれたりします。たとえば、救急医療の提供が厳しい状態であれば、救急医療の報酬を良くすることで、病院にインセンティブを与えます。

その意味で、診療報酬点数の改定は、病院に対する国の医療政策の表明の場とも言えます。こうした診療報酬で医療政策を実現することを「経済誘導」と言います。病院はそれを受けて、収入を増やすのに有利な点数が算定できるよう、院内の組織を構築していくのです。

実際、かつては40日程度であった一般病床（61ページ参照）における患者さんの平均在院日数が、過去20年で約半分の19日に減ったというようなことも起きています。これは、病院が急性期や慢性期などに機能分化し、急性期病院が平均在院日数を減らせば収入が増えるよう、国が「経済誘導」した結果です。診療報酬点数は、医療行為の価格と医療政策の双方を表すものとなっているのです。

病院の受付で治療費を支払う際、次ページの図表5・6のような明細書を渡されます。一度ゆっくり眺めてみてください。どの診療にいくらかかったかがわかり、第4章でお話しする医療費の問題がグッと身近に感じられることでしょう。

（※）償還価格：国が定めた、保険により支払われる価格

図表5　医療明細書

請求明細書兼領収書［外来］

平成24年　7月　7日
No.　　83

患者番号　0000066347
氏　　名　光文太郎
受診科　外科
保　　険　組合
負担率　70%

医療社団法人　○○会　○○病院
東京都文京区音羽X－X－X
03－XXXX－XXXX
病棟・病室
診療期間　平成24年7月7日～平成24年7月7日

領収印
24－7－7
○○病院

診療項目	初再診料	入院料等	医学管理	在宅医療	検　査	画像診療	投　薬	注　射
保　険	2,700 円	円	円	円	円	円	円	円
保険外	円	円	円	円	円	円	円	円
診療項目	リハビリ	精神療法	処　置	手　術	麻　酔	病理診断	処方箋料	
保　険	円	円	450 円	円	円	円	円	円
保険外	円	円	円	円	円	円	円	円
診療項目				保険合計	患者負担額(A)	一部負担金(B)	食事療法費	食事負担金(C)
保　険	円	円	円	3,150 円	950 円	円	円	円
保険外	円	円	円	円	円	円		

私　費	室料差額	文書料	選定療養	健診料	予防接種	材料費	面談料	その他
	円	円	円	円	円	円	円	円
					自賠診断書	自賠明細書	私費合計(D)	内税額
	円	円	円	円	円	円	円	円

※領収書は再発行いたしません。
※領収印のないものは無効です。
※この領収書は保険療養費支給申請又は所得税医療費控除申請書等に必要です。大切に保管してください。

今回請求額	前納金
A+B+C+D 円 950	円

請求額合計
950 円

図表6　診療明細書

24－ 7－ 7
00001－01

診　療　明　細　書

組　合

医療社団法人　○○会　○○病院

診察券番号	0000066347	受診日	H24－ 7－ 7（ 1）
氏　名	光文太郎　様	受診料	外科

	摘　要		自費金額
初診料	＊初診	270X　1	
処置料	＊創傷処置（100cm2 未満）	45X　1	
合計	点数：　315		

【質問4】病院の組織はどうなっているのですか？

病院の組織は、患者さんを頂点とした構造になっています（次ページ図表7）。病院では、医師と看護師、薬剤師が最前線に立って、患者さんの診察や治療、指導に当たります。診療放射線技師や臨床検査技師、理学療法士、作業療法士らは、患者さんや医師を後方から支援します。事務職員は、患者さんや医師、看護師、薬剤師、その他のメディカルスタッフを支援します。このように、それぞれの役割に応じて、患者さんのために機能的に診療を行なっているのが病院なのです。

民間病院の組織を例に、もう少し具体的に説明しましょう。40ページの図表8は、民間病院の経営主体として代表的な、医療法人の組織構造を表したものです。

図表7　病院の組織構造

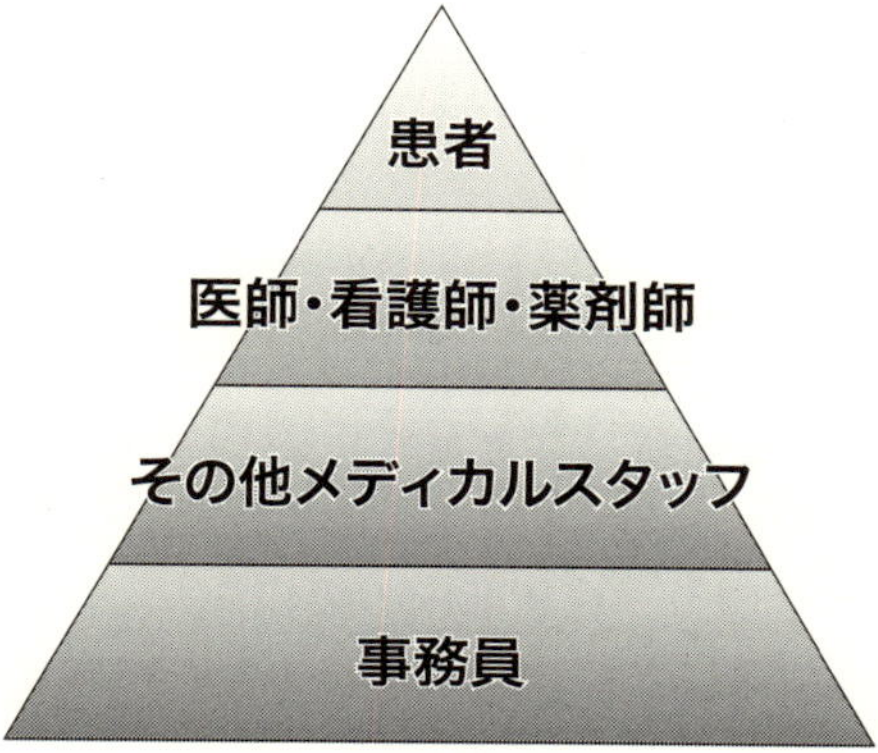

医療法人とは、医療法で定められた医療機関における会社組織です（１２０ページ参照）。理事長が代表取締役、理事会が取締役会のような役割を担っています。

病院の管理者（院長）は、医師を充てなければならないことが医療法で定められています（理事長は医師でなくても就任することができます）。院長は、医師が所属する医局や看護師が所属する看護部などの診療部門等を統括しています。

ここで、病院組織の各部門について見ていきましょう。

医局は、院長を頂点として、副院長や各

図表8　医療法人の組織

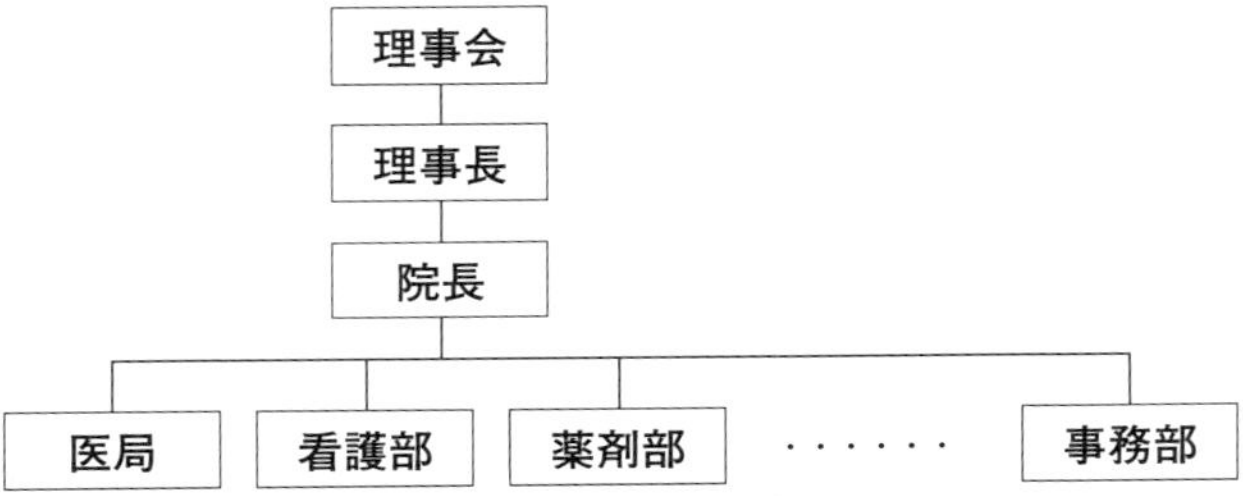

図表9　看護部内の組織

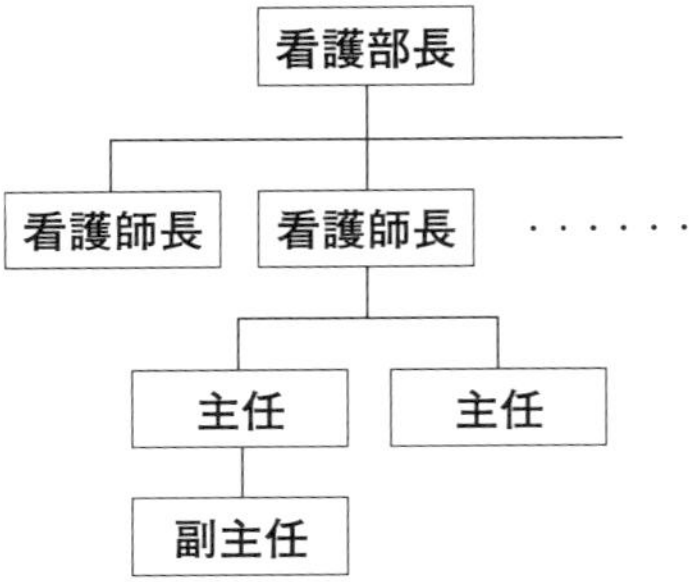

図表10　診療時の組織の指示命令系統

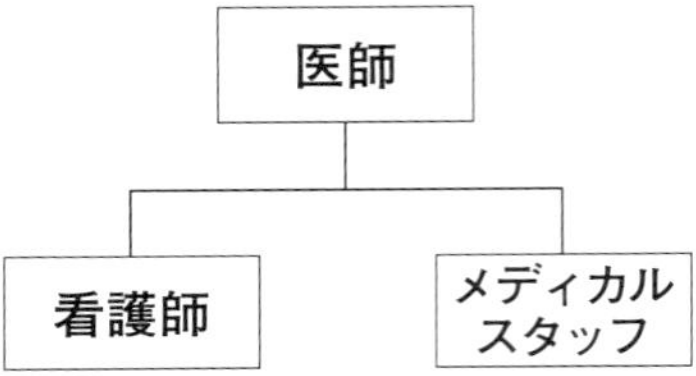

診療科の診療部長がそれに続き、さらにその下には、医師である医局員がいます。また、医局の調整役として、副院長の下に医局長が存在します。

看護部の場合、看護部長を頂点に、その下には、看護師長、その下には主任、副主任と続きます（図表９）。看護師長は、看護課長とも呼ばれ、病棟や外来、手術室の管理を任されています。また、主任は看護師長を補佐します。大きな病院では、看護部長と看護師長との間に看護副部長を置いていることもあります。ちなみに、検査部などの管理者は技師長と呼ばれています。

病院の組織で特徴的なのは、病院としての組織（図表８）と診療時の組織（図表10）の指示命令系統が違う点です。診療時は、看護部門からの指示ではなく、医師からの指示により仕事が行なわれます。

【質問5】病院で働く人の待遇について教えてください

病院で働く人の中で医師の給与が高いことはみなさんも想像がつくでしょう。その話は後でするとして、まず、他の病院職員の待遇はどうでしょうか？

専門職の給与は、需要と供給により変化します。たとえば2000年代初頭には、リハビリテーション部門の専門職の数が不足したことから、理学療法士・作業療法士の給与が高騰《こうとう》しました。不足した背景には、2000年に施行された介護保険制度があります。この制度によって、介護老人保健施設に理学療法士・作業療法士が配置されていない場合は、病院への診療報酬が3割減らされることになったのです。介護老人保健施設は減額されないよう、高額の給与で理学療法士や作業療法士を採用しました。

また当時、診療報酬でリハビリテーションの単価が高額であったことも理由に挙げられます。いずれにしても、理学療法士・作業療法士の給与を高くして優秀な人材を集めることで、リハビリテーション施設を充実させる必要があったのです。

ただし、この需給関係は長くは続きませんでした。２００６年の診療報酬改定でリハビリテーションの診療報酬が大きく下げられたことと養成校が大幅に増えたことにより、理学療法士・作業療法士の需要が減ってしまったのです。そのため、給与も過熱前の状況に落ち着いています。

同じようなことは過去に、診療放射線技師や臨床検査技師でも起こりました。

現在は、医師と看護師の不足が深刻です。無医村に近い地域では、年収３０００万円以上払って医師に来てもらえないところもあれば、なりたての看護師に年間５００万円出す病院もあります。ただし、これらの給与は、決して高すぎるとは言い切れません。医師にしても看護師にしても、過酷な労働条件になることは間違いないからです。

厚生労働省の平成23年賃金構造基本統計調査（45ページ図表11）によると、医療従事者の平均年収は、医師が一番高く（約１１６９万円）、次いで診療放射線・診療Ｘ線技師と薬剤師がほぼ同額（約５００万円）、以下、臨床検査技師（約４８８万円）、看護師（約４７４万円）、理学療法士・作業療法士（約３９６万円）、栄養士（約３２９万円）と続きます。理学療法士・作業療法士の平均年齢が低い理由としては、近年養成学校が増えて、若い有資格者が増加したことが挙げられます。

図表11　医療従事者の給与実態

区　分	企業規模計(10人以上)							
	年齢	勤続年数	所定内実労働時間数	超過実労働時間数	きまって支給する現金給与額	所定内給与額	年間賞与その他特別給与額	労働者数
	歳	年	時間	時間	千円	千円	千円	十人
医師	39.6	5.2	165	13	883.6	767.0	1,088.9	6,764
薬剤師	37.6	7.2	163	9	346.9	323.7	840.2	4,861
看護師	37.7	7.4	162	7	326.0	289.8	833.0	52,077
診療放射線・診療X線技師	36.7	9.4	165	11	345.4	313.3	861.7	2,887
臨床検査技師	40.0	12.8	165	12	328.5	297.8	935.7	4,376
理学療法士・作業療法士	30.7	4.6	165	5	278.4	268.7	623.2	11,003
栄養士	34.8	6.6	168	5	225.7	218.1	576.9	5,315
弁護士	38.8	4.6	174	0	435.2	435.2	1368.4	31
大学教授	57.3	17.9	162	0	670.0	668.5	3080.3	6,147

出所:厚生労働省,平成23年賃金構造基本統計調査

【コラム1】ＭＢＡの資格をとる医師

最近では、医師がハーバードビジネススクールに通ってＭＢＡの資格をとったり、コンサルタントや商社に転職したり、会社を起業したりなど、従来では考えられないようなキャリアを歩むケースが増えてきました。これは、医師だけでなく薬剤師や看護師も同様です。

医療機関は待遇が良く、経営が安定しているイメージがありますが、実際はそうではありません。大学病院に勤める医師であれば、ローテーションにより数年単位で転勤がありますし、赤字で経営破たんする病院も珍しくありません。また、医療業界の特徴として、初任給は良くても昇給はあまりしないという面もあります。その上、労働条件は過酷ときていますから、一流企業や外資系企業のほうが魅力的だと感じる医師がいても不思議ではありません。企業の側も、医療業界と接点を持ちたいと考えているところなら、医師免許を持っていると厚遇で迎えてくれる可能性があります。

また、医師は「一流」を好みます。一流の人材がいる場で働き、彼らと切磋琢磨《せっさたくま》することで自分の力を試したいと考える人も多くいます。

このように、日々進化することを止めないのが、医師であり、医療従事者でもあります。特に、若い世代はこのような傾向が強くあります。

【質問６】医師はどのくらいの時間働いているのですか？

病院は24時間３６５日ノンストップで業務を行なっています。この状態を支えるためには、土日祝日の勤務や夜間の勤務は欠かせないものとなっています。

病院の職員はみな、交代で土日祝日も出勤するようになっています。かつてはリハビリテーション部門の場合、土日祝日は休む病院がほとんどだったのですが、最近では入院患者さんのため、毎日リハビリテーションが提供できる体制が組まれています。事務員も診療報酬請求や入院業務があるため、休みの日でも必ず誰かが出勤しています。

医師や看護師は、シフトを組んで３６５日24時間体制で患者さんを見守っています。

もし、救急診療が行なわれていれば、画像診断部門や検査部門、薬剤部門、事務部門

図表12　医師の勤務時間

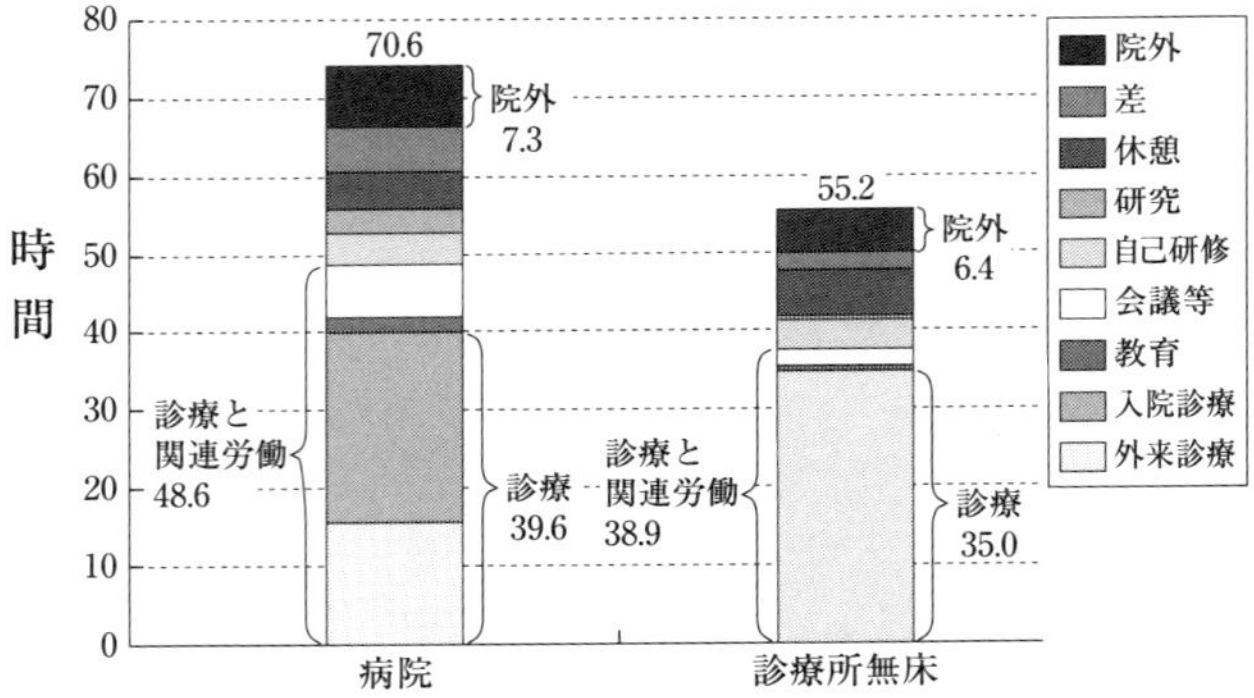

出所：長谷川敏彦氏、医師労働環境の現状と課題、第12回医師の需給に関する検討会資料4
http://www.mhlw.go.jp/shingi/2006/03/s0327-2d.html

も夜勤につかなければなりません。夜間の業務がないのは、リハビリテーション部門だけかもしれません。病院の仕事とは大変なものです。

２００６年の第12回医師需給調査検討会で、病院に勤務する医師の平均労働時間が週に約70時間にも上ることが明らかになりました（図表12）。労働基準法で決められた労働時間は週40時間ですから、実に30時間もオーバーしていることになります。

院外で働く時間をアルバイトと仮定し、これを除いたとしても、週63時間労働になります。そのうち、診療に関連する時間が約48時間ですから、実に４分の３以上もとられていることがわかります。

病院で働く常勤医師は、所属する病院や診療科によって違いますが、だいたい週4日〜4・5日（0・5は半日）勤務で、プラス週に1度宿直（※）があります。病院の勤務は、8時間の日勤帯と16時間の夜勤帯に分けられます。宿直はこの夜勤帯の勤務になります。1日8時間×4日＋宿直16時間とすると、図表12の調査結果の約48時間とほぼ同じです。

週48時間なら、それほど長い労働時間に思えないかもしれません。しかし、宿直という勤務形態は宿泊して緊急事態に備えることが前提ではあるものの、実際には寝ることができない病院も多く、体にはかなりキツいと言えます。ある一定の年齢以上になると、宿直を免除されることも多いのですが、その分若い医師にしわ寄せが来ます。また、日勤に続いて宿直がある日は、休憩がとれなければ、朝9時から次の日の夕方5時までの32時間連続労働となります。そのため、宿直明けの外来診療や手術については、危険性も指摘されています。

1998年には、過重労働が原因と思われる急性心筋梗塞《しんきんこうそく》で、研修医が死亡するということがありました。また、1999年には、人材不足のしわ寄せで過重労働を強いられた小児科医が、自ら命を絶つといういたましい事件もありました。

こうした研修医や病院勤務医の過酷な労働実態は大きな社会問題となり、これを受けて、2004年から新しい臨床研修制度がスタートし、研修医の待遇改善が図られるようになりました。また、2010年からは、医師の事務作業を補助する事務員の配置といった病院側の対策を、診療報酬において評価対象とするなど、国も病院勤務医の待遇改善に本腰を入れはじめています。

病院は、24時間365日無休であるため、医師や次の項でお話しする看護師の負担は非常に大きいものとなっています。これについては、国を挙げて対策がとられつつありますが、労働環境の改善にはもう少し時間がかかると思われます。

（※）宿直：労働基準法では、宿直は非常事態の発生に対処するための準備を目的としている。ただし病院における宿直は、夜勤に近い労働である場合が珍しくない。

【質問7】看護師はどのくらいの時間働いているのですか？

医師の勤務実態が過酷なことはおわかりいただけたでしょうか。では次に、看護師の勤務形態について説明しましょう。

看護師の夜勤については、診療報酬制度で制限されています。同じ病院で働く看護師の夜勤の時間が、１人平均月に72時間以内でなければいけないことになっているのです。もし、72時間を超えてしまえば、病院が受け取る診療報酬（この場合は入院料）が大幅に減額されてしまいます。そのため病院では、72時間以内に収めるように努力しています。

看護師の勤務形態は、次ページの図表13に示すように病院によって3交代と2交代に分かれます。24時間を8時間ずつに3分割して3勤務体制にするのが3交代、８時

図表13　3交代と2交代

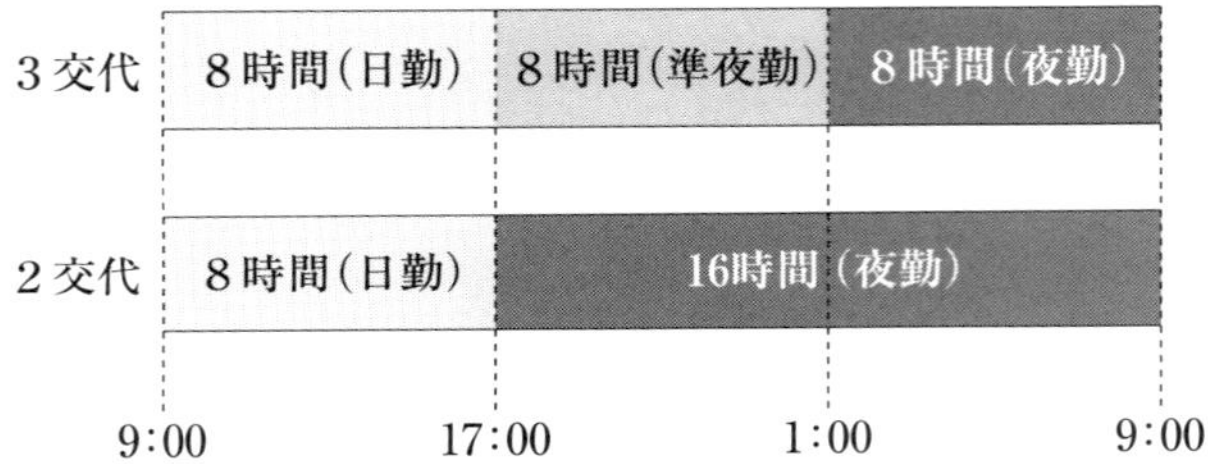

間と16時間に2分割して2勤務体制にするのが2交代です。3交代は日勤8時間・準夜勤8時間・夜勤8時間、2交代は日勤8時間・夜勤16時間となります。

2交代勤務の場合、たとえば、今日は日勤で8時間勤務だけど明日は夜勤で夕方5時から翌朝9時まで16時間続く、というローテーションになります。

3交代勤務の場合、たとえば1週間のうち「日勤、日勤、深夜、休み、準夜、準夜、休み」といったローテーションになります。

このように、1週間に右のようなローテーションが日替わりで組まれており、また、その中には深夜勤も含まれています。また、夜勤の時間は1病棟につき3人程度で当たらなければならないので、重症度の高い患者さんがいる病棟では、深夜も常に緊張が強《し》いられます。

先ほどお話ししたように、夜勤の上限は（あくまで平均ですが）月に72時間以内と決まっており、２交代だと夜勤は月４回程度、３交代であれば準夜勤と深夜勤を合わせて月９回程度となります。医師の場合だと、労働基準法に定められた週40時間の勤務が守られていないことが多いのですが、その点看護師はそれが守られています。さらに、２交代勤務だと、夜勤明けは休みになるので、その分、他の職種に比べて休みがとりやすいという面もあります。

ただ、いずれにしても、夜勤は体力的にもキツく、また勤務中はつねに患者さんに気を配っていなければならないので、医師と同じく過酷な勤務形態であることに変わりはありません。

【コラム2】病院の掲示板

病院に入ると入り口付近に大きな掲示板があります。「看護体制が○○、個室料が○○」といったことが書かれているこの掲示は、病院の機能を知る上で重要な情報源です(図表14)。

医療機関内に掲示しなければならない事項は、保険医療機関及び保険医療養担当規則の第2条の6で規定されています。それは、基本診療料と特掲診療料に関する入院基本料と地方厚生局長への届出事項、保険外負担に関する事項です。

たとえば「入院基本料に関する事項」は、病院の人員配置や看護体制を知る手がかりになります。

たとえばA病院の掲示に、入院基本料の加算である療養病棟療養環境加算を算定していることが載っているとします(33ページ参照)。加算を算定している病院は、算定していない病院より、病室の1床当たりの面積が1・25倍大きい(6・4㎡が8㎡)などという、いくつかの基準をクリアしている必要があります。つまり、A病院は、ふつうの病院の病室よりは広いことがわかるわけです。

また、医療安全対策加算には1と2があるのですが、1を算定している病院は医療安全に関する担当者が専属で従事している病院であり、2を算定している病院は医療安全に関する責任者を配置しているということがわかります。つまり、掲示を見て1を算定

図表14　病院の掲示板（例）

入院基本料に関する事項

当病院では、一般病棟入院基本料７対１を算定しています。

当病院の病棟では、１日に13人以上の看護職員が勤務しています。

① ９：00～17：00　看護職員１人当たりの受け持ち数は６人以内です。

②17：00～１：00　看護職員１人当たりの受け持ち数は14人以内です。

③ １：00～９：00　看護職員１人当たりの受け持ち数は14人以内です。

地方厚生局長への届出事項に関する事項

・・・・・・・・・・・・・・・・・

していることがわかれば、その病院は、２を算定している病院に比べて、より安全に配慮していることがわかるのです。

ここまでは保険負担についての話でしたが、保険外負担についても掲示を見るといろいろなことがわかります。たとえば、評価療養（２００ページ参照）のところを見れば「先進医療」に関すること、選定療養（２００ページ参照）のところを見れば「特別の療養環境の提供」にあたる個室料についての情報が得られます。

最近では、掲示板だけでなく病院のホームページでもこれらの情報が公開されていることも珍しくありません。病院を受診する人だけでなく、「病院とビジネスがしたい」と考えている人も、病院の特徴をつかむために掲示板を気にしてみてはいかがでしょうか。

第2章　病院は患者を早く退院させたがっている？

——病院のしくみと裏側に関する疑問

【質問8】診療はどういう手順で行なわれるのですか？

ＰＤＣＡという言葉を聞いたことはありますか？

ＰＤＣＡとは、おもに製造業における品質管理や生産管理などを円滑に進めるため、Plan（計画）、Do（実行）、Check（評価）、Action（改善）のプロセスを繰り返す手法のことです。それぞれの段階の頭文字をとって、その名がついています。

実は、病院での診療もＰＤＣＡに似ています。内科を例にとって、具体的に説明しましょう。

①計画（P）

病気を発症した患者さんが医療機関を訪れることから診療は始まります。患者さんは問診票《もんしんひょう》に記入します。医師はそれをもとに、患者さんに視診、聴診、打診などを行ないます。その結果から、医師は患者さんの病気に対する仮説をたてます。その仮説に沿って診療計画が作成されます。

②実行（Ｄ）

診療計画に沿って、検査や治療が行なわれます。

③評価（Ｃ）

治療によって、患者さんの病気が改善したかどうかを確認します。

④改善（Ａ）

改善していれば、治療を終了するか、そのまま完全に治癒《ちゆ》するまで治療を続行します。改善していなければ、他の治療方法を考えたり、診療計画の見直しを行ないます。

診療におけるＰＤＣＡは、医師だけでなく看護師や薬剤師、臨床検査技師、診療放射線技師などのスタッフによる連携が重要なポイントとなります。医師は診療に関する計画と管理、医療行為を提供し、看護師は医師の補助と患者さんの安全の確保、診療における進行役をつとめます。薬剤師は薬物療法が安全で効率的に提供できるよう環境を整備します。臨床検査技師や診療放射線技師は、質の高い検査結果を医師にフィードバックします。

病気はすべてが治癒するわけではありません。患者さんの苦痛を可能な限り取り除くための治療、病気の進行を遅らせるための治療というものも存在します。そのようなさまざまな目的に合わせて、医師が患者さんの病気に対する診療の方針をつくり、計画を立案して、他の医療従事者との協力のもと、質の高い医療を提供していくのです。

【質問９】病院のベッドはどんな種類があるのですか？

入院すると、誰もが病室のベッド（病床）のお世話になります。病床の種類は、医療法で次の５つに分類されています。

①一般病床

病床としては一番多く、精神病床や療養病床、結核病床、感染症病床以外の病床のことを指します。医師の配置は入院患者16人に対し医師１人以上、看護師の配置は入院患者３人に対し看護師１人以上とされています。

②精神病床

精神疾患を有する患者さんを入院させるための病床で、精神科病院が中心です。

③療養病床

長期にわたり療養を必要とする患者さんのための病床で、医療保険適用の病床と介護保険適用の病床があります。

④結核病床

結核にかかった人を入院させるための病床です。かつて、結核が不治《ふじ》の病と言われたころには、各地に結核の専門病院がありました。

⑤感染症病床

一類感染症や二類感染症、新型インフルエンザ、指定感染症などの患者さんのための病床です。全国的に数は極めて少ないのですが、感染の拡大を防ぐ上で重要な意味

図表15　病床数の年次推移

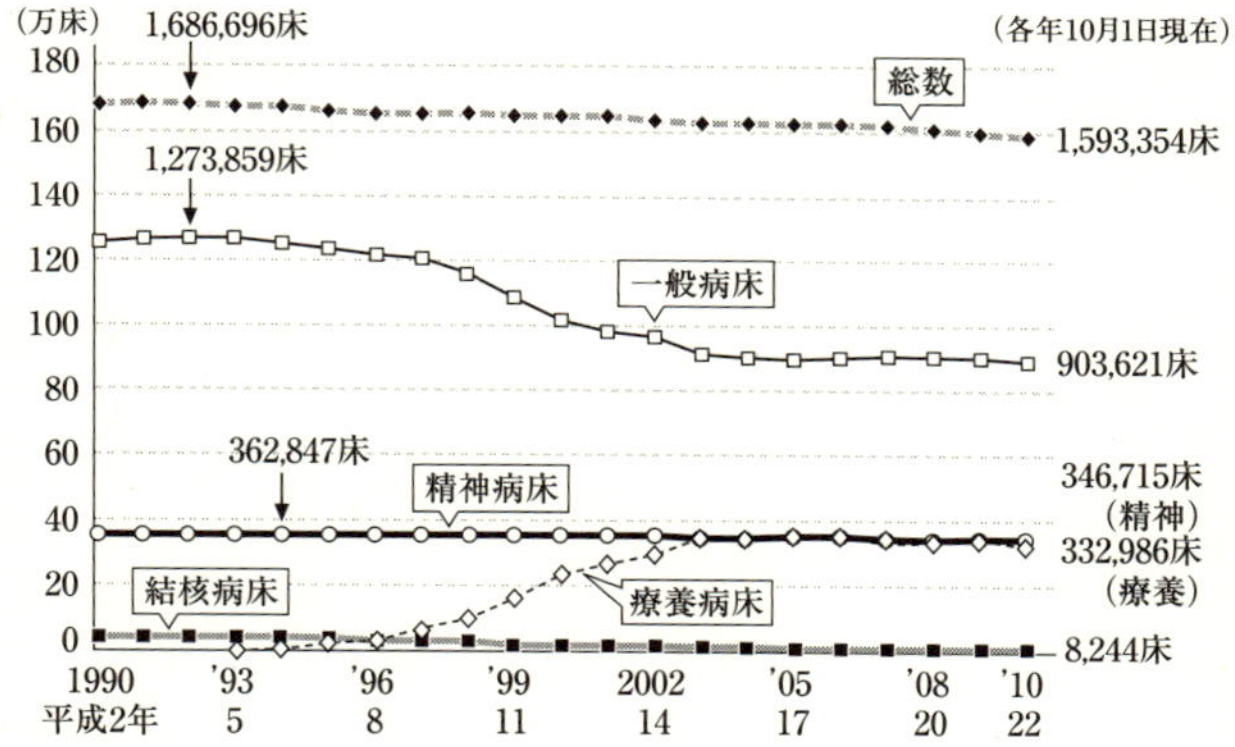

出所：厚生労働省、2010年医療施設（動態）調査・病院報告の概況

を持っています。２００２年から２００３年にかけて、ＳＡＲＳ（重症急性呼吸器症候群）が発生した時も、感染症病床を持つ病院に患者さんが移送されました。

日本の病床数（２０１０年）は、図表15のグラフに示すように、合計で約１６０万床、その内訳として、一般病床が約90万床、精神病床が約35万床、療養病床が約33万床、結核病床が約８０００床、感染症病床についてはグラフに記載がありませんが約２０００床となっています。一般病床が減少し、代わりに療養病床が増えているのは、もともと一般病床と療養病床は「その他一般病床」として一緒にカウントされていたのが、２００３年９月以降は両者が別々にカウントされるようになったからです。

病床全般の数は、少しずつ減少する傾向にあります。これは、次項で述べるように、在院日数を短くするような政策がとられているため、必要な病床数が少なくなってきているからです。

【質問10】入院費はどんな計算になっているのですか？

入院する日数と、それにかかる費用には大きな関係があります。診療報酬では、病院の患者さん１人当たりの平均在院日数（※）が短いほど、入院診療の単価が高くなるように設定されています。つまり、入院する日数が短いほど、１日当たりの報酬が高くなるということです。

その背景には、医療費がふくれ上がり、保険財源が逼迫《ひっぱく》している国の財政事情があります。

次ページの図表16は入院日数と診療報酬との一般的な関係を表したグラフです。入院日数が長くなるほど、診療報酬が下がっています。つまり、患者さんを長く入院させるほど、病院の収入が減るようになっているのです。

図表16　入院日数と診療報酬の関係

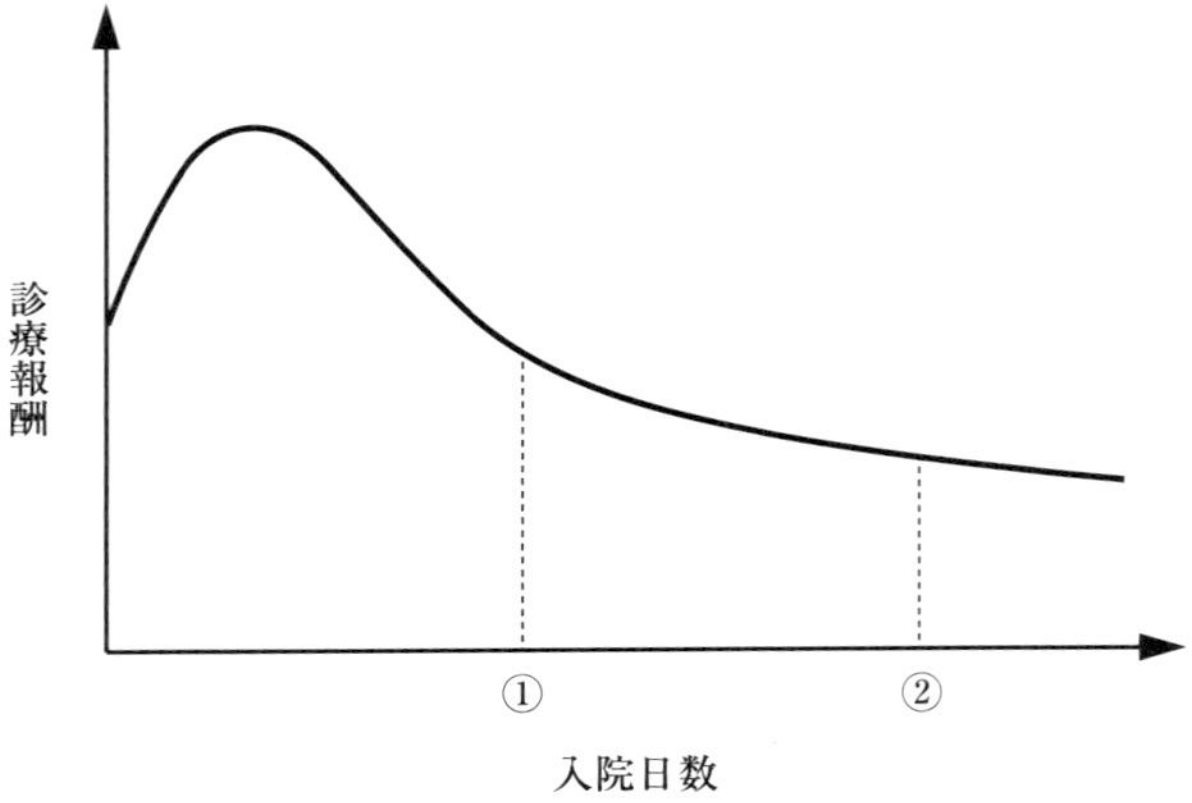

もうひとつ、34ページに戻って、図表4をご覧ください。一般病棟の入院料の基本料金を表にしたものです。〈患者7対看護師1〉のところを見てみると、14日までが1日2016点で、15～30日は1758点です。たしかに、1日当たりの入院料は、入院日数が短いほど病院にとって有利になっていますね。

入院日数が短いほど単価が高いとなれば、病院としては、患者さんに早く退院してほしいと考えるわけです。長く入院されると、その分単価が安くなるわけですから。こうして、患者さんを早く退院させることが病院のモチベーションアップにつながり、ひいては医療費全体の削減につながるというわけです。

さらに図表4からは、患者さん1人当たりの看護師の人数が多いほど、診療報酬が高いということもわかります。


別の視点で入院日数と医療費の関係を考えてみましょう。

入院して間もないうちは、医療従事者の手厚い治療が欠かせず、医薬品なども たくさん必要とします。そのため、医療行為を行なった分だけ請求できる日本の診療報酬制度では、入院日数が短くなるほど単価が上がるようなしくみになっているのです。

たとえば、図表16の②の時点で退院する場合に比べて、①の時点で退院する場合では、入院単価が高くなります。そこで病院は、より単価が高くなるように入院日数を短くしようとします。ただし、やみくもに短くすると、患者さんが再度入院するような事態になりかねません。この再度入院することを「再入院」といい、再入院率が低い病院は質が良いとされています。

経営がうまくいっている病院では、患者さんの平均在院日数を引き下げることによって入院単価を上げ、新しい入院患者を増やす努力をしています。それには、医療機関どうしが連携して、安心して患者さんを任せられる転院先の確保と、ベッドに空きが生じないよう次の患者さんがすぐ入院できる体制が整っている必要があるのです。

（※）平均在院日数：入院患者の平均入院日数のこと。病院の経営指標として利用されている。

【質問11】入院費や治療費について病院に相談したいのですが

病院で働く医師や看護師に訊《き》きたいことがあっても、とても忙しそうなので、声をかけることができなかった――こういう経験をお持ちの方は多いのではないでしょうか。

そんな方のために、たいていの病院には、相談室や医療相談室という名前で、病院での医療に関する相談にのってくれるところがあります。

そこでは、おもに次のことに関する相談を扱っています。

①入院と退院、転院に関すること

たとえば「入院して仕事を休むと、収入がなくなって家族が困る」といった悩みについて、社会福祉の制度などを紹介してくれます。また、自分以外の家族の入院のことや、介護施設を紹介してほしいといった相談にものってくれます。

②医療費などの経済的なこと

いざ入院、ということになったら、どのくらい費用がかかるのか気になりますね。最近ではだいたいの金額を教えてくれる病院もあるのですが、その額を聞いて、入院をためらう患者さんもいます。その場合、医療費助成などの公的な制度が利用可能かどうか調べてくれます。

③社会福祉制度の申請

医療費の助成や休業補償、身体障害者手帳、生活保護などの申請について相談にのってくれます。

④治療上のこと

診療に対する不安や病院に対する質問などを、医師や看護師に伝えてくれます。相談員と診療する側とが患者さんの情報を共有することで、より治療が効果を発揮するよう努めます。

相談員は、社会福祉士の国家資格を持っているスタッフが中心となっています。彼らは、患者さんにとって有利になるような社会資源を提案してくれます。病院で困ったことがあったら、ぜひ相談室に立ち寄ってみてください。

【質問12】病院に行ったら、他の病院を紹介されたのですが

診療所は病床（ベッド）を持たないか、あっても19床以下、病院は20床以上の病床を持つ医療機関であることは18ページで述べました。違いはそれだけではありません。診療所は外来中心、病院は入院が中心となるよう、人員の配置についても基準が定められています。

そのため診療所が、顧客（患者さん）を他の診療所や病院に紹介することはふつうに行なわれています。

医療業界が他の業界と違うところは、実はここにあります。他の業界では、顧客を他の企業に奪われないよう、いかに自分のところに抱えこむかが、経営戦略上の重要なポイントになります。しかし、医療業界には、患者さんにとって一番良い治療結果

が残せるよう最大限の努力をする文化があります。そのためには、最適な医療機関や医師を探し出して紹介したり、他の医療機関から医師を非常勤として招くことをいとわないのです。

近年では、医療政策においても、他の医療機関に紹介を行なうことが奨励《しょうれい》されています。たとえば、A病院が、リウマチの治療に定評のあるB病院に、自分のところのリウマチ患者さんを紹介し、転院してもらう、といったことです。その背景には、医療機関を専門分化させ、一部の医療機関に同じ症例の患者を集中させたいと考える厚生労働省の思惑《おもわく》があります。一般企業における「選択と集中」の考え方が、医療機関にも広がっているというわけです。

紹介は、大きく次のように分類されます。

①病気のステージに合わせた紹介

病気は、病気になって間もなくの重篤《じゅうとく》な状態である急性期、急性期の状態は脱したもののまだまだ不安定な亜急性期、病状は安定したが医療が必要な慢性期の３つの状態に分けられます。

21ページで述べたように、急性期に対応するのが急性期病院です。亜急性期に対応するのが、回復期リハビリテーションなどの医療サービスを提供する病院です。慢性期に対応するのが、長期療養を中心とする療養病床などを持つ病院や介護施設となっています。これらの医療機関どうしが、患者さんの病状に応じて、紹介をしあうわけです。医療機関のこうした連携体制が、国の医療政策において重要な課題となっています。

②高度な医療や医療機器による検査を受けるための紹介

どの医療機関にも高度な医療機器があることは理想ですが、経済的な観点からすれば効率がいいとは言えません。

たとえば、2億円の医療機器をすべての医療機関が持つことを考えてみましょう。その際、診療報酬点数に応じ、医療費から購入資金が医療機関に対して支給されることになります。日本にはクリニック（診療所）も含めて約10万件の医療機関がありますから、医療費の額は全体で約20兆円となります。

しかし、すべての医療機関でこのような医療機器がフル稼働《かどう》することはまずありませんから、地域の一部の医療機関に装備されていれば十分です。その数を10万件の１００分の１の１０００件と考えれば、医療費の額は合わせて２０００億円に軽減されます。

また、がんセンターや循環器医療センターなどの特定の疾患に対応する高度専門医療研究センターをあちこちにつくることも、効率的ではありません。高度専門医療研究センターは、毎年10億円単位で補助金の繰入《くりいれ》があり、運営にとても費用がかかるからです。そのため、疾病ごとに日本全国で１施設といった割合で配置されています。高度専門医療センターの特殊な医療機器や設備を、全国の医療機関が共同利用すれば、高いレベルでの診断や治療が可能となるのです。

このように、医療機器を地域で有効利用するという考え方は、世界的な医療費の増大を背景に、各国で採用されるようになっています。

また、がんなどの治療の場合、がんセンターへ症例を集約すれば、効率的で質の高い医療が提供できるようになります。最近では、がん診療連携拠点病院を認定することで、都道府県や地域におけるがん診療の環境が整備されています。

③他の診療科を受診するための紹介

医療の進化は、医師の専門分化にもつながっています。診療科は30科以上あり、最近では部位別に分化しています（１０５ページ参照）。たとえば内科ですと、循環器、呼吸器、消化器などに分かれ、整形外科も脊椎《せきつい》、膝《ひざ》、肩などに分かれています。そのため医師は、自分の専門分野でない疾患《しっかん》であれば、専門的な治療が提供できる医療機関に紹介を行ないます。これは、外部の医療機関への紹介だけではなく、院内でも行なわれます。

これらの患者さんの紹介については、次に挙げる３つのキーマンが存在します。

⑴かかりつけ医

患者さんの健康を日々見守り、健康状態や病気が悪化した時に、適切な医師や医療機関を紹介してくれる医師です。おもに地域の診療所の医師が担《にな》い、初期医療（外来で対応できる医療のこと。軽症者が中心）に対応します（78ページの【コラム３】参照）。

(2)地域医療連携室

病院における医療機関連携の窓口であり、医師や看護師、社会福祉士、事務員が配置されています。ここを通して医療機関どうしが紹介を行ない、転院先などの相談にのってくれます（79ページ参照）。

(3)医療相談員

病院の相談窓口で、社会福祉士や相談員が、医療助成や福祉の相談に応じます（前項参照）。引き受け先がないなどの理由で転院困難な患者さんがおもな対象です。

以上のようにして、効率的で質の高い医療を提供する体制がつくられているのです。

【コラム3】「かかりつけ医」と「地域医療連携室」

■かかりつけ医

レモン市場という経済用語があります。商品やサービスの価値が買い手にとって不明であるため、不良品などの価値の低い商品やサービスが出回ってしまう市場のことです。もともとは、アメリカの中古車市場のことを指した言葉で（レモンは英語で「欠陥品」の意味があります）、中古車のような商品は、買ってしばらく乗ってみなければ性能や品質の良さがわからないことから、この名がついています。このようにレモン市場では、売り手と買い手との間に情報格差が存在し、売り手に買い手がだまされてしまうことがよくあります。

医療も同様に、医療を提供する側と医療を受ける側には大きな情報格差があります。医療を提供する側の代表である医師は、医学教育を6年、臨床研修を2年、その後専門診療科で日々さまざまな症例の患者さんに接しています。看護師も、最低3年の学校教育、その後、日々の勤務で実践的に治療に参加しています。薬剤師の場合は、6年間の薬学教育の後、現場で専門的な経験を積んでいます。

一方、医療を受ける側の患者さんは、病気になって初めて自分の病気についての知識を得ることになります。最近では、インターネット上である程度の知識を得られるようになりましたが、そこには誤った情報も多く含まれています。特に、根拠のない民間療法へ誘導するような情報もたくさん出回っています。

医師から難解な医学用語を含んだ説明を受け、それによって治療法を選択することは、専門知識の乏しい患者さんにとって大変であることは間違いありません。このように医療の現場では、情報の非対称性という大きな問題が横たわっているのです。

ですから、あなたが病気になったとしたら、信頼のおける「かかりつけ医」を選択し、自分の医療における代理人として信頼関係を築いておくことを考えるべきなのです。近年では、医療政策においても、「かかりつけ医」を持つことが推奨されています。

医療における情報の非対称性については、近い将来解決するということは、残念ながら「ない」と思われます。これからは、「かかりつけ医」をつくり、自分の健康管理のエージェントになってもらいましょう。

■地域医療連携室

医療業界では、病院と診療所が、地域において互いの役割分担をはっきりさせる方向にあります。具体的に言うと、診療所は初期医療を担い、病院は急性期や回復期、慢性期を担う病院へと分化しています。

そこで、両者がスムーズな連携を行なえるための窓口を置く病院が増えてきました。

この連携の窓口となるのが地域医療連携室です。

　地域医療連携室が病院の窓口として定着するようになったのは、２０００年になってからです。介護保険の運用開始による介護サービスや介護施設との効率的な連携、診療報酬点数上で紹介率が向上すると病院の報酬が大幅に増える優遇策がとられたことから、病院の施設を効率的に運用する上で患者を集める必要性が出てきたことなどあって、この時期、全国の病院に設立されていきました。

　地域医療連携室は、病院と病院とをつなぐ機能も持っています。病院間で患者の転院に関する紹介がスムーズにできるように取り決めをつくるなど、事務的なことを行ないます。地域連携パス（２３１ページ参照）の運用についても、地域医療連携室が中心となり進めていきます。

　地域医療連携室が相談室と異なるのは、さまざまな職種の職員が所属していることです。地域医療連携室長として副院長クラスの医師、他病院との医療的な調整のための師長クラスの看護師、事務的な仕事を行なう事務員などが連携しながら仕事を行なっているのです。

　地域医療相談室は地域の診療所や病院の窓口であり顔としての役割を担っています。

【質問13】自分のカルテは見せてもらえるのですか？

病院のカルテは、正式には診療録と言います。カルテとその記載は、医師法と保険医療機関及び保険医療養担当規則（療養担当規則）において規定されています。

医師法第24条では、医師が診療した時はすぐに診療録へ記載しなければならないこと、病院管理者は記載された診療録を5年間保存しなければならないことが定められています。

病院のカルテは、これまで医療従事者しか閲覧《えつらん》できませんでした。しかし、医療業界で広がりつつあったIC（インフォームドコンセント。232ページ参照）の流れを受けて、1999年に日本医師会から「診療情報の提供に関する指針」が出され、これにより、カルテの開示がふつうのこととなりました。

日本医師会の指針では、診療情報を患者さんに提供することについて、患者さんと医師が協力して病気を乗り越えるための信頼関係を築くことを目的としています。診療情報の提供は、口頭や文書による説明、診療記録等の開示などによって、懇切《こんせつ》丁寧《ていねい》に行なうこととしています。患者さんに説明する内容は、症状や診断名、予後(※)、処置や治療方針、薬剤などに関することで、手術については危険性などについても説明が行なわれます。

患者さんが、これら診療情報について説明を希望する場合は、受付や相談室に診療情報の開示を申し込みます。カルテのコピーや概要（サマリー）を渡したり、口頭での説明といったかたちで応じてくれます。その際、医療機関によって違うのですが、2000円から1万円程度の費用が発生します。

先進的な病院では、患者さんが病室から電子カルテを閲覧することもできます。このような情報開示の流れは、今後ますます進んでいくと思われます。

(※) 予後：病気に対する治療後の予測や結果に関すること。

【質問14】病院外の薬局で薬を出されるのはなぜですか？

病院や診療所で診てもらった後、かつては、院内で処方した薬をその場でもらうのがふつうでした。しかし、だいぶ前から、病院外の保険薬局で、病院でもらった処方せんと引き換えに薬を受け取るようになってきました（これを「院外処方」と言います）。これは、「医薬分業」の考えに基づくものです。

「医薬分業」、すなわち、医療機関が処方せんの交付、薬局が調剤と、両者の仕事を明確に分けることで、医療機関は薬価差益の恩恵《おんけい》に与《あず》かれなくなりました。かつては、薬の仕入れ値と保険で支払われる価格との差益で儲けるために、薬を必要以上に多く出すことが一部で行なわれていたのです。

しかし、医薬分業には、患者さんの負担を増やす側面もあります。実際に医薬品の価格が上がるわけではないのですが、病院が処方せんを発行する際の料金や、薬局での調剤に関する技術料、薬剤服用歴管理指導料（患者さんに薬の服用法などを説明する際の費用）などの新たな費用が発生するからです。

他に人員配置の面でも、医療機関と保険薬局のそれぞれに薬剤師が必要となります。また、薬剤のストックも双方で必要になります。こうしたことも、患者さんの負担が増えることにつながっているのです。

では、院外処方は患者さんにとって、費用負担が増えるというデメリットばかりなのでしょうか？

いいえ、そんなことはありません。ちゃんとメリットもあります。

ひとつは、複数の医療機関を受診した患者さんが、「かかりつけ薬局」を持つことで、安全で効果的な薬物療法を受けられるようになったということです。

もうひとつは、入院患者さんにとってのメリットです。

院外処方が行なわれる前、外来の調剤は病院内の薬剤師が担当していました。彼らにとって外来調剤は薬を棚からピックアップするだけの面白味のない仕事でした。

しかし、院外調剤が始まると、外来調剤の仕事は大幅に減少し、病棟での業務が増えてきました。入院患者さんに薬について説明したり、医師と薬剤の処方について情報を共有したり、医師の処方ミスや他の医師が処方した薬剤との相互作用をチェックするといった安全管理の仕事です。こうして、外来での医薬品の管理から、病棟での情報の管理に人材を割《さ》けるようになったことで、入院患者さんはこれまで以上に安全で効率的な薬物療法を受けられるようになったのです。

このように院外処方は、病院内における薬剤師の役割の変化を含め、外来患者さんだけでなく入院患者さんの安全管理や医療の質向上に大きな貢献《こうけん》をしているのです。

【質問15】最近、病院のサービスが良くなった気がするのですが

病院と聞いて、「暗い」「無機質」「無愛想」といった先入観を抱く人は多いでしょう。病気を扱う場所なので、それもある程度は仕方がないことかもしれません。しかし、最近では、明るくきれいな病院も増えています。これは、１９９４年の厚生白書（現厚生労働白書）において医療をサービス業と定義したことが、医療現場で働く人の意識に変化をもたらしたことの表れとも言えます。

この厚生白書に関する一般の人へのアンケートで、医療を「サービス業」として見ることについては、「医療もサービス業だから、患者さんをお客として扱うべき」と回答した人が約30パーセント存在し、「医療に対する総合的満足度」では、「やや不満」と「非常に不満」の合計が約20パーセントとなっていました。この結果は、医療

現場で働く人に衝撃を与えました。これまで、「患者さんは満足している」と信じていたからです。

これを受けて、病院の経営者は、ともすれば殺伐《さつばつ》としていた院内の環境を、空間を広くとったり照明を明るくするなどして患者さんが心地よくいられるものに変えました。ソフト面についても、職員が患者さんに優しく応対するよう意識改革を図ったのです。

しかし、こうした〝サービスの追求〟は、病院どうしの過当競争も生み出しました。全床個室、吹き抜けといった建物には高額の建築費がかかります。それが経営を圧迫し、破たんに追い込まれる病院も数多く出てきました。

ソフト面についても同様です。看護師や事務員が患者さんの前に膝をついて応対するのは当たり前。患者さんのことは「患者様」と呼びます（「患者さん」と「患者様」のどちらで呼ぶかについては、10年以上も業界で議論されています）。

また、食事も高級ホテルに委託する病院も出てくるなど、かつての「早い、冷たい、まずい」がウソのように改善されてきました。ビュッフェ形式にして、食べたいものが食べられるようになったり、なかにはマグロの解体ショーを行なう病院まで出てきています。

しかし、そんなサービス合戦も現在は落ち着き、診察や治療という病院本来の医療サービスを向上させようという流れになっています。

この、病院本来のサービスのことを、「1次サービス」と言います。そして、サービス合戦の際に主流だった付加的なサービスを「2次サービス」と言います。医療におけるサービスの質は、1次サービスが基準であり、2次サービスだけでは判断できません。

しかし、2次サービスはふつうの人にもわかりやすいのですが、1次サービス、すなわち、医療の本質的な部分はわかりにくいので、患者さんは、つい建物が大きく、小ぎれいで、優しい応対の病院を選択しがちです。ここに、医療を提供する側と医療を受ける側の「情報の非対称性」、つまり「提供者と受ける側に情報に対する格差がある状態」があるのです（78ページ参照）。

【質問16】病院の食事が「最近おいしくなった」と聞きますがほんとうですか？

入院中の患者さんの楽しみのひとつが食事でしょう。

病院の食事といえば、早い、冷たい、まずい、というのが長らく定番でした。

しかし、サービス向上の一環として、ここ10年で、適切な時間に、温かいものは温かく、冷たいものは冷たく、そして、おいしく供されるなど、だいぶ改善されてきました。その陰には、病院給食を提供する委託企業側の努力があります。

食事の提供は、病院における数多くの仕事の中で、外部に委託することが可能なもののひとつです。病院職員の配置は、栄養士か管理栄養士のいずれか1名だけでいいのです。

病院食を受託する会社は、もともと社員食堂やレストラン事業を展開しているところが多く、そのノウハウを病院食にも生かした結果、大幅な改善につながりました。

ただ、最近の病院食は評価が高くなったといっても、患者さんの間にはまだまだ不満もあります。病院食は、医療保険から食事療養費として病院に支払われるのですが、その額は1食640円（3食で1920円）と決まっています。この中には、食材費や人件費、その他の諸経費も含まれているため、調理に工夫を凝《こ》らしたり、味をレストラン並みのものにするには難しいところがあります。

また、そもそも病気やケガをした患者さんに提供することが目的なので、味よりも栄養面に重きが置かれていることは否《いな》めません。病院食に対する不満には、患者さん個人の病状や体調などが大きく関わっています。病気によっては、カロリーや塩分が制限されるので、味が薄かったり、量が少なかったりすることもあるのです。

また、病院食は、決まった時間に提供しなければならないという、診療報酬上のルールがあるため、一斉に提供されます。500床の病院であれば、500食を一度に提供するのです。このルールが、適切な人材配置や業務分担を難しくし、おいしさを追求しきれない一因となっています。

【質問17】最近、人間ドックが変わったと聞いたのですが

病院の健康診断や人間ドックというと、かつては病棟に泊まり、食事もまずく、というマイナスイメージがありました。

しかし、最近ではずいぶん様変わりしています。豪華な宿泊施設やフランス料理のフルコースを用意している病院も増えているようです。

健康診断や人間ドックに病院が力を入れるようになった背景には、次に挙げる２つの事情があります。

①売上増加の期待

そもそも病院経営の王道は、保険診療の対象である外来や入院の患者さんを増やし

たり、単価を上げて売上を増やすことにあります。しかし、それだけだと頭打ちになるので、最近では健康診断や人間ドックの受診者を増やし、「その他の収入を増やす」ことに各病院は力を入れているのです。

病気でない人が来院してくれれば、新たなマーケットを創造することができ、また、病院の認知度が上がることで、彼らが病気になった時に受診してくれる可能性も出てきます。

②施設稼働率アップ

病院では外来や入院の患者さんのために、午前中は医療機器も施設もフル稼働しているのですが、午後は比較的それらに「空き」ができます。そこで、午後に健診や人間ドックの受診を回すことで、医療機器や施設の稼働率を上げることができるのです。「稼げない時間に稼ぐ」という戦略です。

一方で、健康診断や人間ドックを増やすことには、次に挙げるようなデメリットもあります。

①午前中の業務に支障を来《きた》す

検査の中には、血液検査など午前中に行なったほうがよいものもあり、そうなると、ただでさえ忙しい午前中の業務に支障を来すことになりかねません。

②人員配置の問題

病院は、医療法により一般病床の入院患者16人につき1人の医師、外来患者については40人につき1人の医師を確保していなければなりません。外来や入院の診療単価と健康診断や人間ドックの単価を比較すると、前者のほうが高いので、健康診断や人間ドックに人員を割くことはなかなかできないのです。

こうしたデメリットを解決する方法もあります。

それは、病院とは別に診療所を開設して、そちらで外来診療と健康診断、人間ドックを行なうというものです。診療所は、人員配置に対する施設基準がなく、何人患者さんを受け入れてもかまいません。そこで、診療所にベッドを設置し、1泊2日のドックを行なうのです。病院を改装するより、診療所を新設するほうが、施設の稼働率を落とさずにすみます（ただし、この場合、医師の負担が増えることは間違いありませんが……）。

最近、病院が新しく外来センターや健康管理センターをつくることには、このような理由があるのです。これからもこのような動きは続くでしょう。

【質問18】最近、病院の中でスタバやコンビニをよく見かけるのはなぜですか？

最近スターバックスやタリーズなどのコーヒーチェーンを誘致《ゆうち》する病院が増えています。

病院は人がたくさん集まる場所です。外来患者や入院患者、その付き添いやお見舞いの人、病院職員を入れると非常に多くの人が病院を訪れます。

日本で一番外来患者が多い病院が一日６０００人とも言われていますので、企業としては路面店を出すより、病院に出したほうがビジネスチャンスが増えます。また病院にとっても、スタバがある病院といえば、オシャレでイメージが良くなり、医師や看護師のリクルートにもプラスに働きます。

病院をターゲットとしているのはコーヒーチェーンだけではありません。最初に病

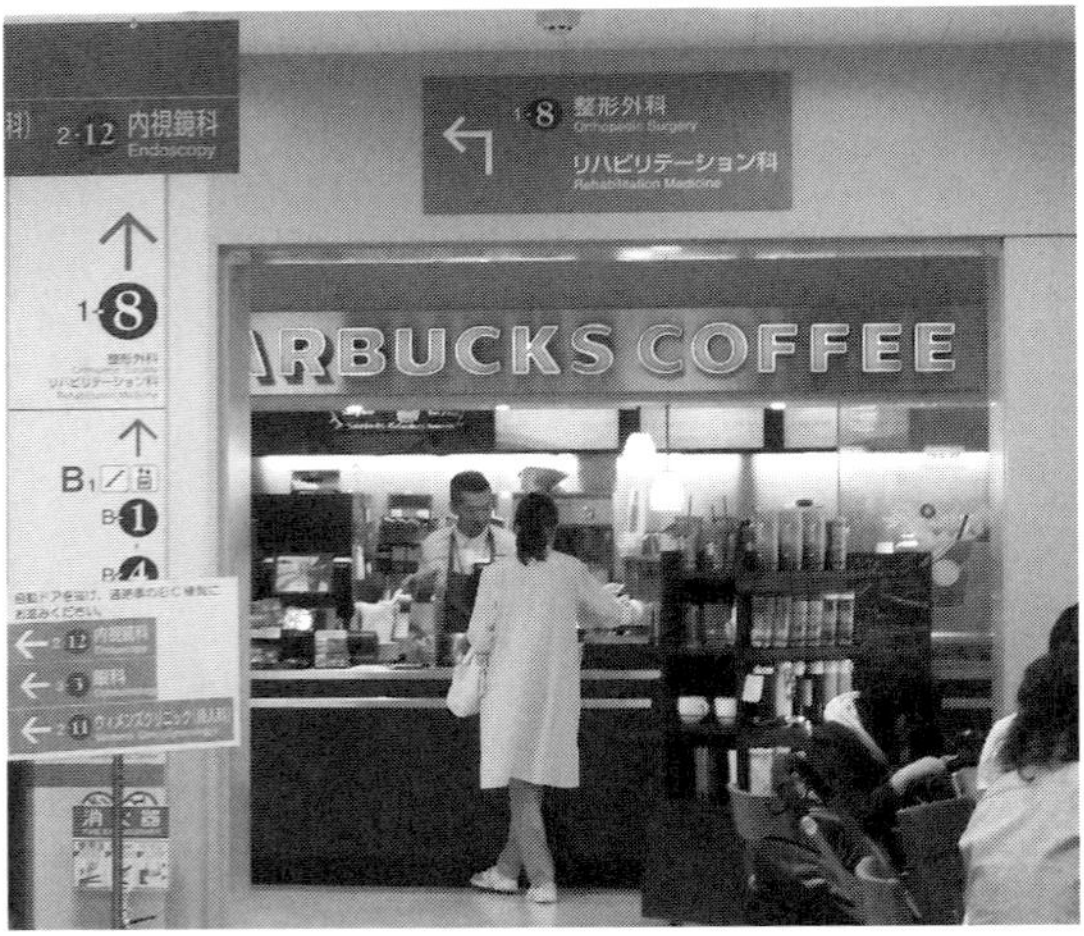

病院内のスタバ

院に着目したのはコンビニ業界でした。

2000年8月に石川県七尾《ななお》市の恵寿《けいじゅ》総合病院にローソンが出店して以来、各コンビニチェーンがこぞって病院に出店し、今では珍しい存在ではなくなりました。これも病院に人が集まる特性を利用したものなのです。

今後、病院は地域に開かれた場となっていきます。地域の人が集まるコミュニティースペース的な意味合いが強くなっていくのです。そうなると新たな企業がどんどん参入してくることになるでしょう。

【質問19】病院にはどんな業者の人が出入りしているのですか？

病院にはさまざまな人たちが訪れます。診療を受ける人、入院患者のお見舞いに来る人、営業目的で来院する人などです。ここでは、営業目的で訪れる人たちについてお話ししたいと思います。

待合室の椅子に、ダークスーツを着た、周囲とは雰囲気の違う男性がずっと所在《しょざい》なげに座っているのを、あなたも目にしたことがあるのではないでしょうか。もしかしたら彼は、製薬メーカーのＭＲ（Medical Representative）か、医療機器メーカーの営業マンだったかもしれません。

ＭＲとは、製薬メーカーの医薬情報担当者です。彼らは、モノを売らずに情報を提供する営業マンです。日進月歩の医薬品業界では、医薬品の情報を正しく医師に伝えることが、自社の医薬品の採用や適正な使用に結びつきます。MRになるには、医学・薬学の知識が必要で、公益財団法人MR認定センターにより資格化されています。ちなみに製薬メーカーは、先発品メーカーからジェネリック医薬品メーカーまで数百社あります。先発品メーカーは、新薬の開発に力を入れ、医薬品の成分に関する特許を持っています。その特許が切れると、今度はジェネリック医薬品メーカーがコピー医薬品を製造しはじめます。

病院の搬入口に毎日顔を出すのは、MS（Marketing Specialist）と言われる医薬品卸の営業マンです。医療機関の医薬品は、製薬企業が直接販売することができないので、病院は医薬品卸会社を通して購入することになります。MSは医薬品の納入だけではなく、物流改善など経営に対する提案もします。医薬品卸は4社による寡占《かせん》状態にあり、利益率は低いと言われています。そのため、医薬品卸は病院内のシェア争いにおいて優位に立つため、病院経営にとって役立つサービスを提供しています。この大事な役割をMSが担っています。

この他、医療機器メーカーの営業マンや医療機器商社の営業マンも、ひんぱんに病院を訪問します。医療機器メーカーのほとんどは、医療機関へ直接販売せず、代わりに医療機器商社が販売しています。そのため医療機器メーカーの営業マンは、医療機器に関する情報提供が中心ですが、まれに医療機器の販売やメンテナンスを行なう場合もあります。

また、医療機器商社は医療機器の販売やメンテナンスに加えて、物流管理システムといった病院経営を支援するサービスの提供も行ないます。彼らは、医師を訪問するだけでなく病棟なども訪問して、看護師長などに医療機器等の情報を提供します。

先述のように、病院給食を企業に委託している病院が増えていることから、病院の厨房《ちゅうぼう》には給食会社の職員がいます。また、外来受付や病棟クラークも、派遣会社や委託会社の職員が担当していることが多く、彼らは病院のユニフォームを着ていても病院職員ではありません。

新薬開発の際に病院で実施される臨床開発試験には、ＣＲＡ（Clinical Research Associate）が立ち会います。ＣＲＡは、臨床開発試験におけるモニタリング業務などを行なう責任者です。ＣＲＯ（Contract Research Organization）という臨床開発試験の代行機関から派遣され、病院内の治験を管理します。

このように病院には、病院職員が勤務しているだけでなく、さまざまな来客があるのです。

【コラム４】病院と葬儀会社は仲良し？

悲しいことですが、どこの病院でも日常的に患者さんが亡くなっています。それが病院の現実です。

患者さんが亡くなると20年くらい前までは、病院職員が遺族の方のお宅に遺体を直接運んでいました。しかし、その後は、葬儀会社が無料でそれを代行するようになりました。葬儀会社が運ぶと、遺族から葬儀を受注する確率が高まります。遺族は、葬儀に慣れているわけではないので、その葬儀会社に自然と葬儀を依頼してしまうのです。また病院にとっても、手間が省けるので、そのほうが助かります。こうして今では、それが一般的になりました。

病院によっては、葬儀会社との癒着を防ぐために、複数の葬儀会社と契約してローテーションしているところもあります。

いずれにしても、病院が葬儀会社と仲良くしているように見えるのは、双方の利害が一致しているからなのです。

【質問20】病院のＣＭはなぜイメージビデオみたいなものばかりなのですか？

美容外科のテレビＣＭをご覧になって、なんか変だなと感じたことはありませんか？

美容外科のＣＭだったら、どんな症状や状態が対象で、どんな治療や手術が行なわれ、料金はどのくらいかかるなどの情報を伝えるべきだと思うのに、草原で犬が飛び回っていたり、砂浜で女性がバレエを踊っている映像が流れた後、最後に病院名が申し訳程度に映るだけというものばかりです。

なぜ、美容外科のＣＭは、こんなイメージビデオみたいなものを流すのでしょうか？

それは、病院のＣＭには、広告規制があるからです。

病院の広告については、医療法第6条の5において、「医業若《も》しくは歯科医業又は病院若しくは診療所に関しては、文書その他いかなる方法によるを問わず、何人も次に掲げる事項を除くほか、これを広告してはならない」とされています。要するに、広告できる事項が決まっていて、それ以外は広告してはいけないということなのです（次ページ図表17）。

広告できる事項とは、病院名や医師の名前、所在地など「絶対的な事実」のみです。一般企業の広告のように、視聴者がその病院に行きたくなるよう、演出を工夫することができないようになっているのです。テレビCMだけでなく、広告用の看板についても同様です。１０４ページの図表18は、医療法の規定に沿ってつくった看板の見本です。あなたも、これに似たものを目にしたことがあるのではないでしょうか。

最近、ホームページを開設する病院が増えています。そこでは、病院の理念や院長のあいさつ、医療提供の方針といったものが公開されています。病院を選択するに当たって参考にしている人も多いと思います。

図表17　広告してよい事項

①医師又は歯科医師である旨
②診療科名
③病院又は診療所の名称、電話番号及び所在の場所を表示する事項並びに病院又は診療所の管理者の氏名
④診療日若しくは診療時間又は予約による診療の実施の有無
⑤法令の規定に基づき一定の医療を担うものとして指定を受けた病院など
⑥入院設備の有無と従業員数、施設や設備に関すること
⑦医師や看護師などの氏名、年齢、性別、役職、略歴、資格など
⑧患者又はその家族からの医療に関する相談に応ずるための措置、医療の安全を確保するための措置、個人情報の適正な取扱いを確保するための措置、その他の当該病院又は診療所の管理又は運営に関すること
⑨連携先の医療機関や介護施設
⑩診療録の開示といった情報提供など
⑪提供される医療の内容に関する事項（検査、手術その他の治療の方法など）
⑫患者の平均的な入院日数、平均的な外来患者又は入院患者の数、その他の医療の提供の結果など

出所：全国健康保険協会,医療保険制度をもとに再構成

図表18　看板広告の例

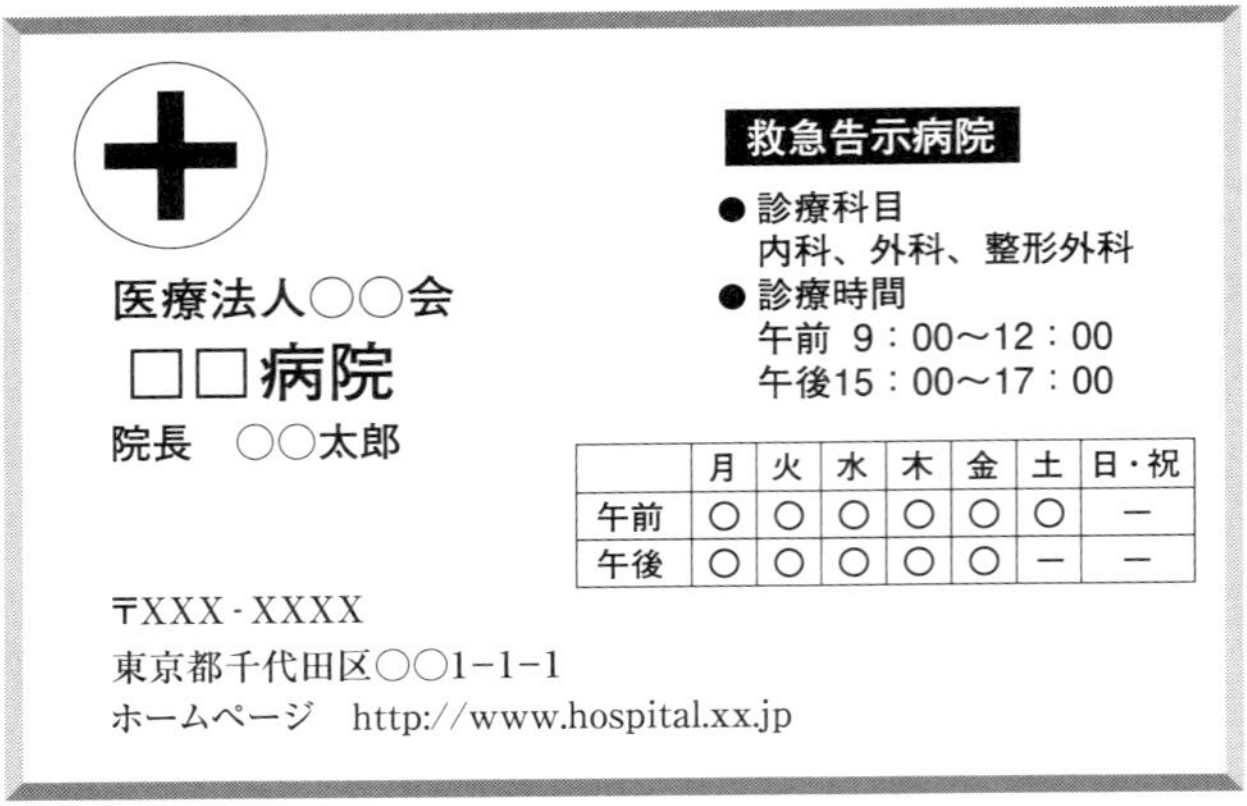

このホームページは広告に当たらないのでしょうか？

実は、医療機関のホームページは広告規制の対象外とされています。理由は、広告行為が不特定多数を対象にしているのに対して、ホームページの場合、不特定多数向けであっても、患者さんやその家族が自分の意志でアクセスしてくるからです。「自分の意志で」というところがポイントですね。

これからの病院は、患者さんに選んでもらえるよう、医療の質の向上とホームページの充実を進める必要があるのです。

【質問21】最近、診療科の名前が変わったのはなぜですか？

病院には内科や外科をはじめ、「心臓外科」とか「消化器内科」といった、いろいろな名前の診療科があります。実は、この名称については、医療法で規定されています。

長らく病院の診療科は、虚偽や誇大な情報発信を防ぐ意味もあって、次ページの図表19のように、一部の診療科名しか認められていませんでした（この「認められている診療科名」を「標榜《ひょうぼう》診療科」と言います）。

図表19を見るとわかる通り、かなり大まかな分類ですね。これでは、どの診療科を受診すればいいのか迷ってしまいます。一部、大学病院などでは、「内分泌《ぶんぴつ》科」などの名称の診療科はありましたが、それはあくまで院内に限っての標榜であって、外部

図表19　標榜診療科

内　科	心療内科	精神科	神経科	神経内科
呼吸器科	消化器科	胃腸科	循環器科	アレルギー科
リウマチ科	小児科	外　科	整形外科	形成外科
美容外科	脳神経外科	呼吸器外科	心臓血管外科	小児外科
皮膚泌尿器科	皮膚科	泌尿器科	性病科	肛門科
産婦人科	産　科	婦人科	眼　科	耳鼻咽喉科
気管食道科	放射線科	リハビリテーション科		

に向けて標榜することは禁じられていたのです。

しかし、医療の専門分化と社会のニーズから、より実態に合わせる必要が出てきたため、２００８年4月から、次ページの図表20のように、４つの事項を組み合わせた診療科を標榜することが可能になりました。

これらを組み合わせて、たとえば、疼痛《とうつう》緩和内科や腫瘍内科、小児眼科などという名称が可能になったのです。これなら、自分の症状がどの診療科に該当するのか、判断しやすいですね。

また、この改正で、診療科を標榜する数についても見直しがなされました。

これまで病院と診療所は好きな数だけ標榜できました。たとえば、医師が１人しかいない診療所にも

図表20　広告が可能になった組み合わせ

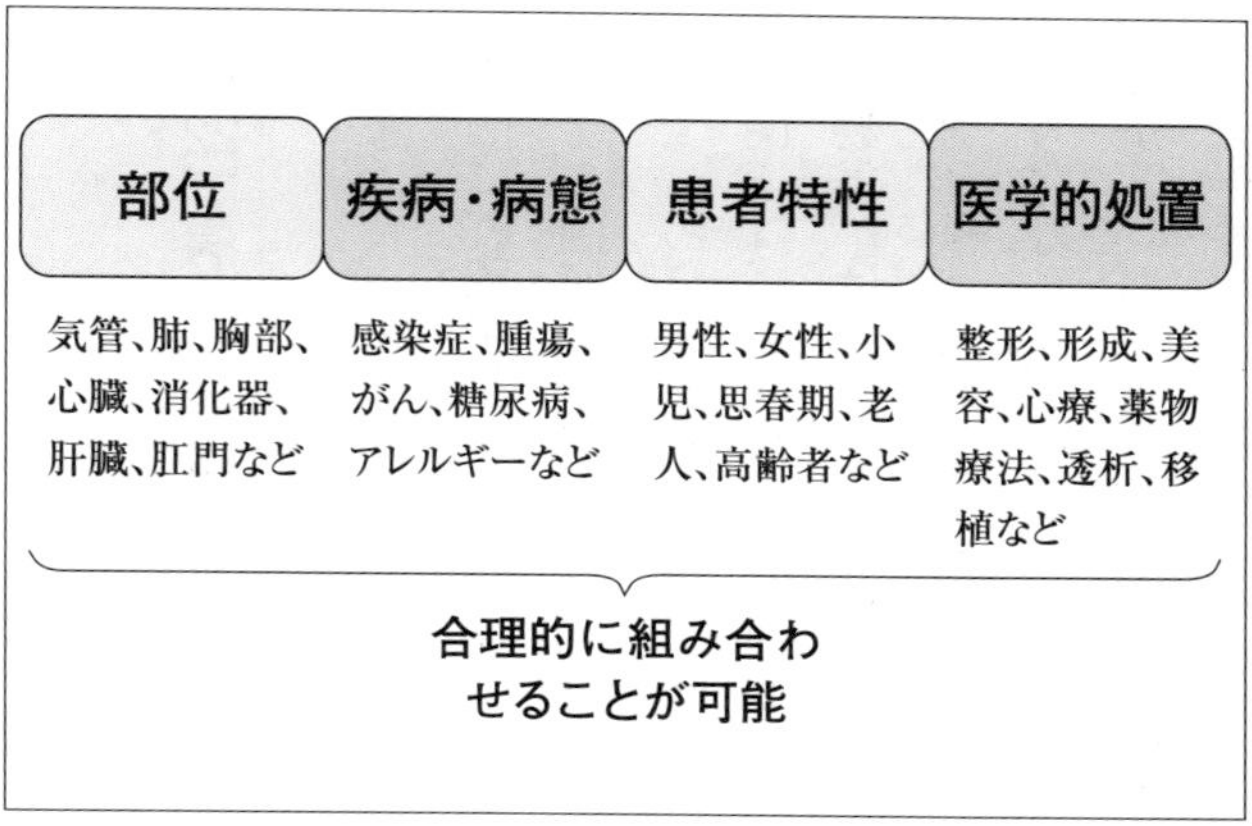

部位	疾病・病態	患者特性	医学的処置
気管、肺、胸部、心臓、消化器、肝臓、肛門など	感染症、腫瘍、がん、糖尿病、アレルギーなど	男性、女性、小児、思春期、老人、高齢者など	整形、形成、美容、心療、薬物療法、透析、移植など

かかわらず、「ウチは内科も外科も神経科も全部やってます」ということがまかり通っていたのです。そばもラーメンもスパゲティーも1人の料理人がつくる大衆食堂のようなものですね。

しかし、改正によって、「医師1人につき原則2つの診療科まで」「主たる診療科を大きく表示する」ということになりました（ただし、2008年4月以降に開業した医療機関に限る）。こうして、医師の専門性をより明確に打ち出していく流れができたのです。

【質問22】病院に就職したいのですが、どんな人材が求められていますか？

医療機関に就職すると、独り立ちできるまで研修の日々が続きます。医師や看護師、薬剤師などの国家資格取得者は、資格をとったら即一人前というわけではなく、それが始まりということなのです。

医療機関では、免許をとったばかりの職員に、多くは期待できないことを知っているため、数年かけて技術を教えこみます。医師は2年間の臨床研修が義務付けられ、その後、3年間の専門分野の研修を積みます。看護師についても、ひとりで仕事を任されるようになるまでに数年は必要です。

そんな厳しい医療業界ですが、就職を希望する人は年々増えており、高校生の間で医療系の大学や専門学校の人気が高まっています。医学科だけでなく看護学科の人気も上昇しています（日本私立学校振興・共済事業団私学経営情報センターの私立大学・短期大学等入学志願動向調査）。

供給サイドだけが盛り上がっているわけではありません。需要サイド、すなわち雇用する医療機関のほうも、慢性的に医師や看護師の不足という問題を抱え、常に募集を行なっています。

病院で働く人のニーズは、２年に１度行なわれる診療報酬点数の改定に影響を受けます。たとえば、２００６年の改定で、７対１看護（患者７人に看護師１人）の看護体制に強化された時には、各病院が看護師を増やしたため、全国的に看護師が不足する事態となりました。

また、２０１２年の改定では、病棟に薬剤師を配置すれば診療報酬がアップするという条項が盛り込まれたことから、薬剤師のニーズが高まっています。ちょうど２０１２年は、薬学部が４年制から６年制となって初めての卒業生を送り出した年です。これまで、２年間卒業生が出ていなかったことも、薬剤師不足の傾向に拍車をかけました。

病院が採用したい職種のニーズは変化しています。理学療法士のニーズが回復傾向にあり、２００６年にリハビリテーションの診療報酬が大幅に切り下げられたことによる人気低下がウソのようです。

また近年、病院の事務職員の供給元は、専門学校から大学へとシフトしています。病院経営が厳しく、かつ複雑化していくなかで、将来、経営の中枢《ちゅうすう》を担うことができる人材を獲得する方向へと変化しているのです。

医師や看護師についても、急性期医療を提供できる人材を求める傾向があります。こうした高度な医療を提供するため、看護師の供給元も、専門学校から大学へと変化しています。

【質問23】病院で働く人はどんな勉強をしているのですか？

医療の進化は早く、薬剤や新しい診断方法、デバイス、治療概念などが現場にどんどん採り入れられています。また、2年に1回診療報酬が改定されるので、病院はそれに合わせて、体制を整えなければなりません。急速に進む環境の変化に、病院や医療従事者はどのように対応しているのでしょうか？

以下、3つのパターンに分けて、説明しましょう。

①病院内の組織的な教育

病院では、院内の教育委員会を中心に、医師をはじめ職員全員が参加するかたちで、定期的に医学知識を習得する勉強会を行なっています。講師役は内部の人材にお願いしたり、外部から講師を招くこともあります。

また、医局では、定期的に論文の抄読《しょうどく》会や症例検討会などを行ない、珍しい症例や新しい手術に関する論文を輪読します。部門を越えて、薬剤や新しい医療器械、安全管理、感染管理、医療政策についての研修もあります。これらの研修は、基本的には労働時間外に行なわれます。

②学会などの外部教育

医療業界には、学会という「知」を集約している組織があります。医療従事者は学会を通して、最新の治療方法や医療機器、医薬品についての世界的な動向を勉強します。

学会は専門分野別にあり、医療系学会の総本山は日本医学会です。日本内科学会や日本外科学会は日本医学会の分科会とされています。日本医学会は臨床系から公衆衛生系、医療管理系まで110存在し、日本医学会の分科会でない学会まで含めると、医療業界には数百の学会があります。

学会では、基本的に毎年１回の学術総会があり、医療従事者は、そこで日頃の研究の成果を発表します。また、学術雑誌に投稿をする医療従事者もいます。研究発表や学術雑誌への投稿には、文献の検索や綿密な分析が必要となります。これらの作業は、病院での仕事を終えてから行ないます。

近年では、医療従事者が働きながら大学院で勉強するケースも増えています。これまでは大学院へ行くのは医師が中心でしたが、薬剤師や看護師が行くことも珍しくなくなりました。

③個人の自己啓発

医療従事者は、とても勉強熱心です。休みの日を利用し、身銭をきって研修に出かける人も珍しくありません。臨床に関する研修や管理職のスキルアップ研修などにも余念がありません。特に、看護師は勉強熱心です。

医療従事者は職人気質が強く、知識や技術を習得して患者さんの役に立つために、休みを犠牲にしてまで腕を磨《みが》いているのです。

第3章　病院がつぶれたら患者はどうなる？

——病院経営に関する疑問

【質問24】病院の経営は誰がしているのですか？

病院も経営者がいなければ、営業をすることができません。患者さんの治療をすることもできませんし、職員に給料を払うこともできないわけです。

39ページでお話ししたように、病院の管理者（院長）は、医療法で医師でなければいけないことになっています。この院長が自ら病院の経営に当たっているケースも多くあります。

病院が医療法人であれば、経営に当たるのは理事長です。理事長は多くの場合、院長がつとめ、会社でいうところの取締役会に当たる理事会を取りまとめます。

ただ、医療法は、都道府県知事の認可を受けた場合に限り、理事長は医師でなくてもよいと定めています。これを利用すれば、医師でない院長以外の理事が理事長に就任できます。この場合は、理事長と院長の役割は分かれ、理事長は会社でいう取締役会の会長（ＣＥＯ＝最高経営責任者）、院長は現場の執行役（ＣＯＯ＝最高執行責任者）に当たることになります。

医療機関の経営は医経分離、つまり医療と経営が独立しつつも車の両輪となることが理想とされています。そう考えると、院長と理事長は、どちらが上というのではなく、対等であると見ることが適切です。

ただ、医師という存在は、経営の世界からは、遠く離れているようにも思われます。実際、医師は経営に向いていないという声も聞きます。そもそも経営に興味がない院長も多く、それより臨床を優先する雰囲気も医師の間にはあります。

そのことに加えて、以下に挙げる業界特有の事情で、病院を経営すること自体が難しい、という側面もあります。

①人材管理に腐心《ふしん》しなければならない

病院は、医師免許や看護師免許などの資格を持った専門職の人が多く働いています。

そのため、院長は医療の質の向上と業務効率のアップを図るため、プライドの高い彼らのモチベーションをいかに上げるかに腐心しなければなりません。

②利益の追求より医療サービス提供が優先される

不採算医療という言葉があるように、診療報酬点数に規定されていても採算が合わない医療行為も存在します。たとえば、いつ患者さんが入院してくるかわからない感染症病床に、医師や看護師などを配置しておくことなどがそれに当たります。

また、患者さんを救うため採算を度外視して医療サービスを提供することもあり、それが美徳とされる風潮もあります。このような採算性の悪い医療については、混合診療（１９８ページ）が可能となれば、患者さんに保険が適用される以外の部分を自己負担してもらえますが、現状では請求できません。採算性の悪い医療については、泣き寝入りするしかないのです。

③人材の需要より供給が少ない

医師や看護師の数が、病院の売上を左右すると言っても過言ではありません。そのため、病院の経営にとって人材獲得が最重要課題となっています。

しかし、大都市から離れているような病院では、人材不足が深刻です。人材不足は、そのまま赤字に直結するのです。

ただ、よくよく考えると医師は理系出身者です。四則演算の範囲で理解できる財務諸表を読めないはずはないのです。実際に、経理や会計のことをよく勉強し、その知識を経営に生かしている院長もいます。なかには、ビジネススクールに通って、中小企業診断士や公認会計士の資格をとっている院長もいます。そんな院長が経営する病院は、規模の拡大にも積極的です。

【質問25】医療法人とは何ですか？

「医療法人」という言葉を聞いたことはありませんか？　新聞や病院の看板などで、「医療法人○○会」という文字を目にしたことがある人は多いでしょう。

医療法人とは、かんたんに言うと「医療を提供する会社組織」のような存在です。株式会社と違うのは、株式会社が営利法人であるのに対し、医療法人は非営利法人であるという点です。医療法で、病院や診療所、助産所は、営利を目的として開業することはできないことになっているのです。

非営利法人と営利法人の違いは、利益が出た場合にあります。営利法人は分配することが可能ですが、非営利法人はそれができません。いくら「医療を提供する会社組織」といっても、配当はなされないのです。

医療法人が経営する病院は、個人経営と同様に民間病院です。１１６ページでも少し触れましたが、会社でいう取締役が理事、会長が理事長に当たります。取締役会は理事会であり、理事会を監視する役割として別に評議員会の設置が義務付けられている場合もあります。

医療法人が医療機関の経営を行なうことによるメリットは、会社組織とすることで経営を安定化できることにあります。すなわち、個人で経営するより、銀行などの金融機関から資金調達をしやすいわけです。

また、院長が急に亡くなるなど経営上重大な事態が起きたとしても、会社組織であれば法人の代表者を変更することで、急場をしのぐことができます。また、事業を継承するにあたっても、医療機関を一度廃止し、再度開設するような手間もなくなります。

ところで、近年、規制改革の一環として、病院の経営に株式会社が参入できるようにしようということが議論されています。現状では、一部をのぞいて参入が規制されています。一部とは、規制される以前から病院を経営していた場合などで、たとえば、愛知県豊田市のトヨタ記念病院はトヨタ自動車が、福岡県飯塚市の飯塚病院は株式会社麻生（会長は、麻生太郎元首相の弟・泰氏）が経営しています。これらは、明治から昭和の初期にかけて、重厚長大産業の職員の福利厚生として開設されたものです。

【質問26】病院にも「売上」があるのですか？

病院も健全経営のためには〝売上〟をきちんと上げねばなりません。病院に売上というと、どこか違和感がありますが、その点はふつうの企業と同じなのです。病院の売上はズバリ、〈患者単価×患者数〉です。ミもフタもない計算式ですが、もう少しくわしく見てみましょう。

①患者単価

患者1人の1日当たりの売上です。医療の価格は診療報酬点数で決められていますが、どんな医療を行なうかによって単価は変化します。

②患者の数

外来に1日何人の患者さんが来たのか、入院患者が1日何人いるのか、といった数の合計になります。ただし外来の場合、患者数を増やせば待ち時間も長くなるので、患者さんから不満が出かねません。そのため、大きな病院の場合、国の政策としては外来患者の数を減らしていく方向に向かっています。

病院は、外来患者よりも入院患者による売上が多くを占めます。そのため経営上、入院の患者単価と患者数をどのように増やしていくのかが重要になってきます。単価のアップは、特掲診療料（31ページ参照）である検査料や手術料をいかに多く算定するかにかかっています。また入院患者の数が増えれば、病床の稼働率は上がります。できるだけ100パーセントに近づけて、ベッドの空きを少なくするわけです。

このように、病院の経営をよくするには患者さんの数が増えるのが理想なのですが、患者さんの数が増えることは、医療費の増加へとつながります。医療費のほとんどは、みなさんが支払う健康保険などの公的な医療保険から支払われたものです。支出が増えれば財源が減るので、保険料は上昇します。このように、病院の売上が増えれば保険料も上がる、というのが、医療政策におけるジレンマなのです。

【質問27】病院経営のポイントは何でしょうか？

病院を経営するに当たって、売上を伸ばすことと、費用を削減することのどちらを優先させるべきかという問題があります。あなたはどちらだと思いますか？

まず、売上を伸ばすことから考えていきましょう。

病院における費用構造は、人件費が費用の半分以上を占めています。あとは、医薬品と医療材料が2～4割、委託費と経費その他が残りの2割程度となっています（図表21）。

次に、病院の収支構造から、どの項目が変動的で、どの項目が固定的かを見ていきます（図表22）。「変動的」とは売上の増減に影響を受けやすいもの、「固定的」とは

図表21　病院の費用構造

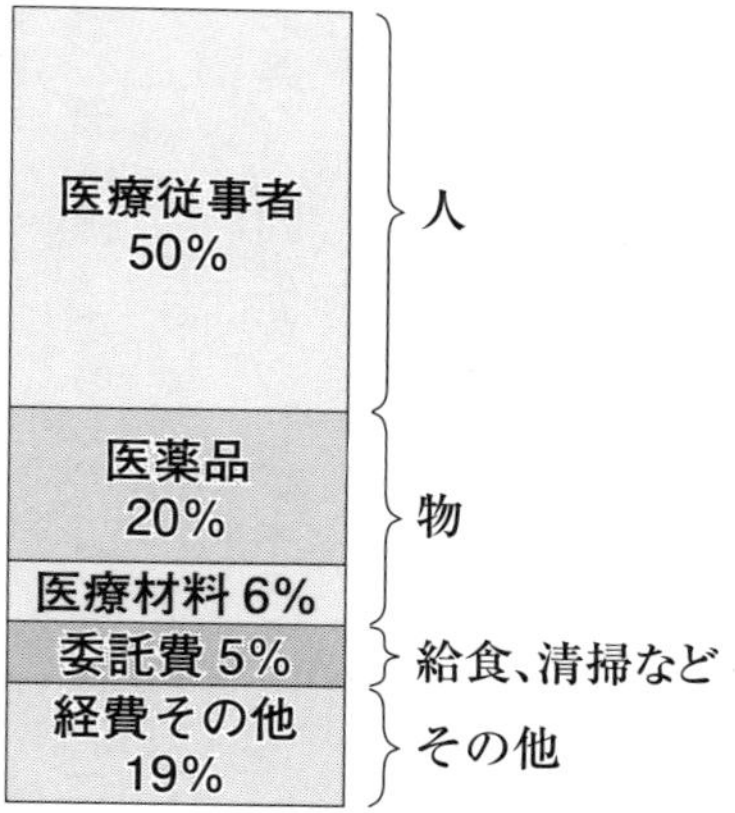

図表22　病院の収支構造

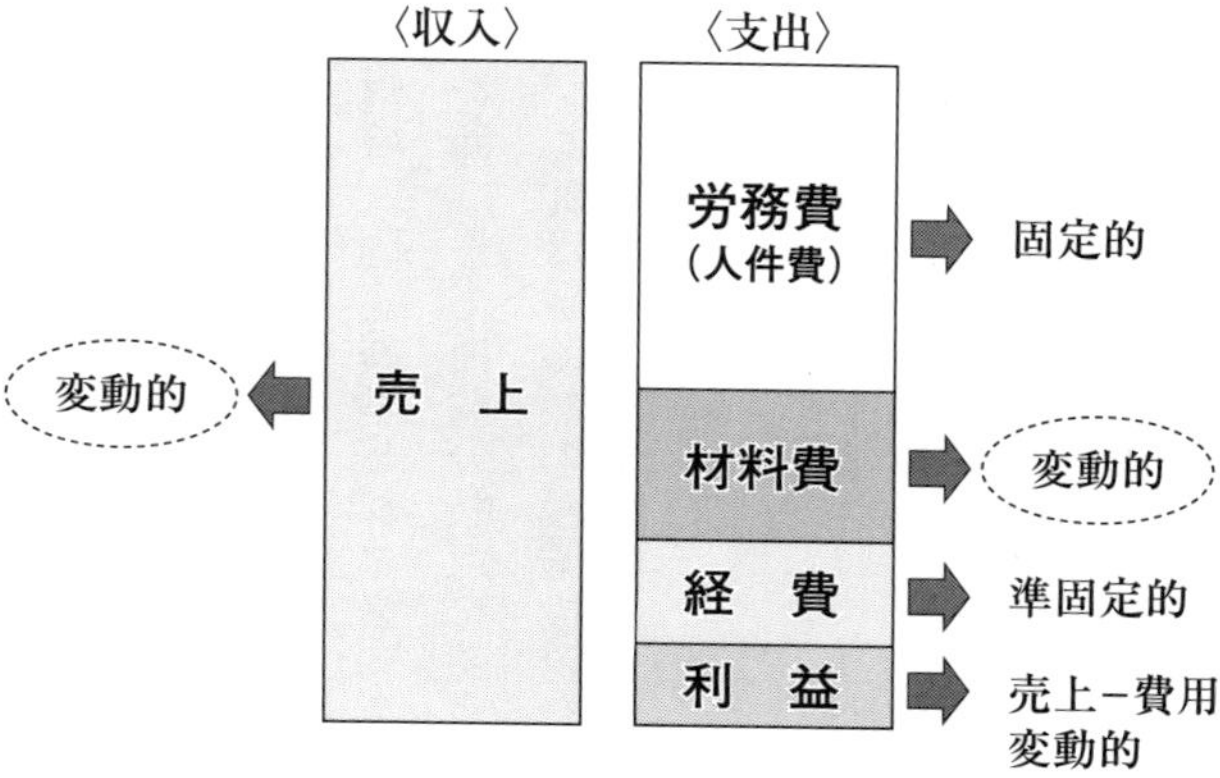

売上の増減にあまり影響を受けないものです。

変動的なものは売上と材料費です。経費については、水道光熱費などは変動的ですが、その額は微々《びび》たるもので、全体的には準固定的なものとなります。

こうした、固定的な費用が大きく、採算を合わせるのに多くの売上が必要なビジネスの形態を「固定費型ビジネス」と言います。病院経営は「固定費型ビジネス」で、ある程度の売上が確保できなければ赤字となり、売上を伸ばして損益分岐点を超えるとその分が利益となりやすい構造になっているのです。これは、多額の設備投資を必要とする航空会社などの収益構造に似ています。

では、費用の削減はどうでしょうか？

病院の場合、費用の中で一番大きいのは、すでに述べたように人件費です。人件費を削るには、職員数を減らすか給与をカットするかのどちらかしかありません。

しかし病院は、診療報酬制度によって医療従事者の配置と入院料が密接に関係しているため、職員数を削れば診療報酬まで削られることになります。これでは元も子もありません。

かといって、給与カットをすると、医師や看護師など医療従事者のモチベーションが下がり、彼らが退職する可能性が高くなります。そうなれば、病院の売上に影響を与えかねません。

次に、材料費である医薬品と医療材料の削減を行なったとします。その中で大きい部分を占める医薬品の価格（薬価）は、厚生労働省によって公定価格が決められています。薬価は、病院が安く仕入れて高く売りつけることができないよう、２年に１度改定されます。特許が切れた医薬品（先発品）のコピー薬品、いわゆるジェネリック医薬品（２２３ページ参照）は仕入価格が安いのですが、だからといって、高く売ることはできないので、病院の売上増にはつながりません。

経費はどうでしょうか？　経費は、水道光熱費や建物・医療機器の減価償却《げんかしょうきゃく》などです。減価償却については１３６ページで説明しますが、これらも削減は難しいのです。

病院の場合、費用を削ることがいかに大変か、ご理解いただけたかと思います。つまり病院経営は、売上を上げることが肝要ということになるのです。

【質問28】病院の数は増えていますか？　減っていますか？

病院は一見、経営が安定して儲かっていそうに思えます。しかし、新聞やテレビなどの報道によると、病院の多くが赤字であるとも聞きます。たしかに、資金が乏しく建て替えができないのか、建物が老朽化して、診てもらうのがためらわれるような病院も珍しくありません。

病院の数は次ページの図表23のように、年々減少する傾向にあります。ピークは駆け込み増床（※）による設立ブームが起きた1990年で、このとき日本の病院数は1万を超えました。当時、日本経済はバブル末期で、病院もバブル景気に踊らされていたのです。しかし、その後、20年間で約1500もの病院が廃業に追いこまれてしまいました。

図表23　病院数の推移

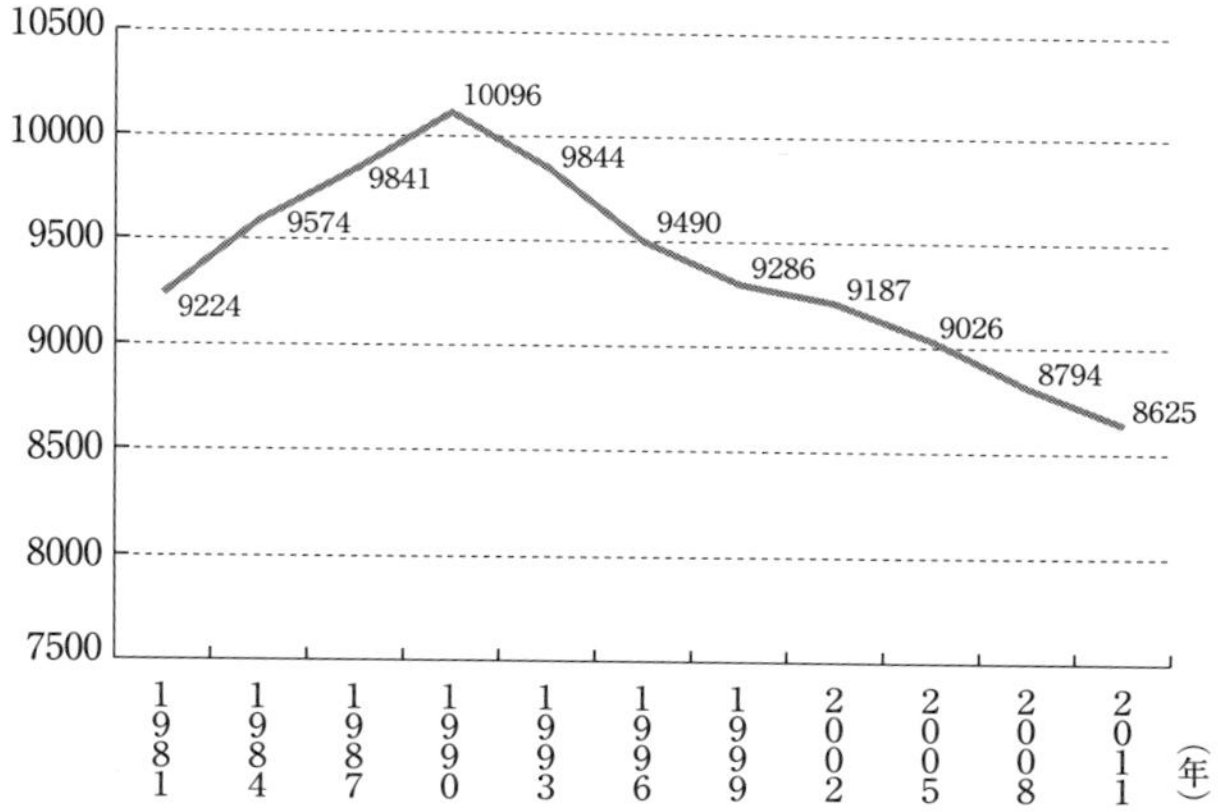

出所：厚生労働省、平成22年度我が国の保健統計

病院の経営が厳しい背景には、病院の規模の問題もあります。次ページの図表24のように、日本の場合、１００床未満の病院が全病院の40パーセント近くを占めています。規模が小さければ、経営体力に余裕がないので、病院を取り巻く環境の変化に振り回されやすいのです。

また、規模が小さいと、医師や看護師などの職員を余裕を持って配置することも難しくなります。たとえば、20床の病院の場合、医療法上は、医師が最低３名、看護師が最低７名程度で運営が可能となるのですが、この状態で医師が１名退職したら、法定上の数に満たないことにな

図表24　病院の規模別病院数

病院規模	病院数	比率
20〜49（床）	1,007	11.6（%）
50〜99	2,225	25.7
100〜149	1,431	16.5
150〜199	1,327	15.3
200〜299	1,124	13.0
300〜399	729	8.4
400〜499	367	4.2
500〜599	197	2.3
600〜699	115	1.3
700〜799	53	0.6
800〜899	33	0.4
900以上	62	0.7
合計	8,670	100.0

出所：厚生労働省,2010年医療施設（動態）調査・病院報告の概況

るだけでなく、他の医師に仕事のしわ寄せが来てしまいます。看護師や他の職員が退職する場合も同様です。しかし、新たに補充しようとしても、適任者を見つけるのは容易ではありません。

さらに、後継者の問題もあります。小規模の病院では後継者をきちんと育てることが難しいので、病院を長く継続していくことには困難をともないます。

日本の医療政策も、小規模の病院には厳しいものになっています。症例や人材が地域の拠点となる病院へ集約する方向に向かっており、その整備のために、診療報酬や補助金が配分されるようになっているからです。これは、医療資源や症例をある程度

一か所に集中させたほうが、効率的で質の良い医療を提供できるとされているからでもあります。実際、一般病院の病院数では、20～49床の病院が一貫して減少しています。

病院経営の実態について知るために行なわれたアンケートによると、回答のあった1134病院のうち、約60パーセントが赤字、約40パーセントが黒字という結果となっています(一般社団法人全国公私病院連盟の病院運営実態分析調査。2010年)。これでも2009年と比較すれば、約8パーセント黒字率が改善しているというのですから、いかに厳しいかがわかります。

また、この結果で、とりわけ深刻なのは、全体的に経営が改善しているなか、自治体病院の85パーセントが未《いま》だ赤字であるということです。その理由は、職員の給与が高騰していることと不採算医療が多く行なわれていることに原因があると言われています。

自治体病院職員の給与がなぜ高騰するのかというと、彼らは地方公務員として採用されているため、給与が年々上昇していくからです。そのため、資格がなく助手的な役割の職員でも、1000万円を超える年収を得ているケースもあります。

ただ不採算医療については、自治体病院の多くが、救急医療やへき地医療を担っていることもあり、ある程度仕方のない面もあります。

また、自治体病院ならではの問題として、病院の建設時に過剰な設備投資をしがちなことがあります。自治体病院の責任者は首長であるため、地元に貧弱な中核病院をつくってはならないという心理が働くのかもしれません。豪華な内装に、過剰なスペックの医療機器を備えてしまうようなことが実際に起きているのです。


（※）駆け込み増床：医療法で地域における病床数が規制される前に、駆け込みで増床したこと。

【質問29】病院が赤字になるとつぶれますか？

前項で述べたように、病院の多くは赤字に苦しんでいます。しかし、だからといって、すぐに破たんしたり廃業したりすることは、一般企業に比べれば少ないと言えます。

なぜでしょうか？

実は、病院業界には他の業界とは違う２つの特徴があります。それゆえ、つぶれることが少ないのです。

その２つの特徴とは、①固定資産が大きい、②貸倒が少ない、ということです。

①固定資産が大きい

固定資産が大きいと、減価償却が多くなります。減価償却をくわしく説明するとややこしくなるので、ここでは1億円の医療機器を導入した場合を例にとって、かんたんに説明することにします。

減価償却とは、医療機器の代金1億円を、一度に「費用」に計上（費用化）するのではなく、使う年数に応じて少しずつ「費用」に計上して均《なら》していく、ということです。この場合、医療機器は減価償却できる固定資産で、減価償却資産といいます。

利益は〈売上マイナス費用〉ですから、一度に「費用」の部分が増えてしまうと利益が減ります。しかし、減価償却で均していけば、毎年「費用」は大きく上下しないので、利益の額にあまり影響しません。減価償却を非常におおざっぱに説明すれば、こういうことになります。

病院には、建物や高額の医療機器など減価償却資産が多くあります。

これらを取得する際には、多額の現金が必要となりますが、次年度以降は現金を支払わなくても費用として計上できます。その結果、毎年〈売上マイナス費用〉で現金が手元に残ることになり、少しの赤字くらいでは資金ショートすることはないのです。

②貸倒が少ない

ふつうの企業の場合、顧客や取引先に対して「掛け」、すなわち商品やサービスを先に提供して代金は後でもらう、という取引を行なっているところが多くあります。しかし、この取引形態だと、取引先が破たんすると、代金を回収できず「貸倒」のおそれが出てきます。

しかし、病院の場合、医療技術を提供することと引き換えに、顧客（患者さん）から保険で賄《まかな》われる部分を除いた自己負担金（一部負担金）を受け取ります。もし、患者さんが自己負担金を支払わなかったとしても、保険分だけは診療報酬というかたちで回収できるわけですから、全額取りはぐれになることはありません。

つまり、赤字でも病院がなんとか営業できるのは、減価償却のおかげで過去の資産で食いつなぐことができ、また、貸倒が少ないからなのです。

【質問30】病院には高額な医療機器がたくさんあるのですが、経営に響きませんか？

320列のマルチCT、3・0T（※1）のMRI、PET、陽子線治療装置、重粒子線《じゅうりゅうしせん》治療装置……。これらの高度な医療機器は、先端医療を進める上で不可欠なものです。

しかし、いざ導入するとなると、悩ましい問題が出てきます。それは、大きく次の3つの理由によるものです。

①投資金額が高額であり、単価は診療報酬に依存している

最新鋭のCTやMRIは数億円、PETについても施設を含めれば数億円、陽子線治療や重粒子線治療の装置は100億円とも言われています。100床の病院の年間の運営費は10億円程度ですから、いかに高額な投資であるかがわかります。

清水《きよみず》の舞台から飛び降りるつもりで導入した場合、前項でお話ししたように減価償却資産になるとしても、投資した分を回収するまでには、かなりの時間がかかります。

たとえば、CTやMRIの場合、1回の撮影料と判断料との合計で1～1・5万円程度ですが、もし、2億円で購入したとすれば、保守費用や運転費用を考慮に入れると3～4万人分は数をこなさなければ元がとれません。

さらに、2年に1度の診療報酬点数の改定によって、これらの機器を使用した際の価格が切り下げられてしまえば、採算割れの危険さえ出てきます。

②技術革新のスピードが激しい

医療機器は年々進化し、ここ15年程度で、CT→ヘリカルCT（※2）→マルチスライスCT（※3）と進化しています。おかげで、以前は、拍動する心臓を3Dで撮影することなど無理だと思われていましたが、現在では可能となっています。

また、微細ながんの発見を可能にしたのがPETです。少し専門的な話になりますが、これは、陽電子放射断層撮影と呼ばれる放射性同位体を利用した検査方法です。ただＰＥＴ検査は臓器を特定しにくいといった問題があったため、ＰＥＴとＣＴを合わせたＰＥＴ－ＣＴによって撮影することで、がんなどの位置が詳細に特定できるようになりました。その後、次第にＣＴによる被曝《ひばく》を減らしていきたいというニーズがあり、ＭＲＩにより部位を特定するＰＥＴ－ＭＲＩが開発されました。このように、医療機器は患者さんのためにどんどん進化しています。

③医療機器のバリエーションが多すぎる

ＣＴやＭＲＩといった機器は、カテゴリーは同じでも、個々のスペックは千差万別です。当然スペックの高い機器は高額で、性能も数段高くなっています。一方、安価なＣＴやＭＲＩも売られていますが、性能は大幅に劣ることとなります。

しかし、診療報酬点数において、スペックの違いはあまり点数に反映されていません。つまり、スペックの高い機器を使っているからといって、点数も比例して多くなるわけではないのです。

最近では、検査や治療の技術革新により、保有している医療機器が利用されなくなるといったことも起きます。もし、購入した医療機器が元をとる前に使われなくなったら、経営上困ったことになりかねません。そのことを考えると、医療機器への投資は非常に難しいと言えます。


（※1）T：テスラという磁束密度の単位。

（※2）ヘリカルCT：らせん状に回転しながら断層撮影を行なうCT。

（※3）マルチスライスCT：ヘリカルCTは1回転で1枚の断層画像しか撮影できないが、マルチスライスCTは1回転で複数枚の断層画像が撮影できる。マルチスライスCTの登場により、心臓などの臓器の立体的な画像が得られるようになった。

【質問31】病院がつぶれたらどうなるのですか？

いくら病院が赤字に強いといっても、厳しい経営状況が続くと破たんします。最近では、民事再生法を申請して、病院の建物はそのままで、経営母体が変わるケースも増えています。あなたの住まいの近くでも、病院の名前が変わったところがあるのではないでしょうか？

病院で破たんするのは、基本的に医療法人立や個人立の病院です。自治体病院が破たんするケースはあまり聞きませんが、最近では、代わりに独立行政法人になったり、自治体病院間で合併することはあります。

なぜ病院が破たんするのでしょうか？　その原因としておもに次の３つの理由が挙

げられます。

①職員不足

病院は、職員がいないと売上を上げることができません。適切な設備投資を行なっている場合でも、職員の数が足りなければ稼働できず、売上は減少します。そうすると設備投資に関する負債を返済することができなくなり、また経営に行きづまることで職員が去り、さらに売上が減少するという悪循環に陥ってしまうのです。

②患者さんの減少

看板医師の退職などにより、患者さんが減少すると、病院の売上も当然減少します。128ページでお話ししたように、病院は固定費型ビジネスであるため、売上の減少はすぐに経営悪化へとつながります。

③過剰投資

病院の建て替え費用や医療機器への投資が、身《み》の丈《たけ》に合わないものになると、経営を圧迫します。医療機器は日進月歩であるため、高い額で購入しても、数年後には旧式化してしまうこともよくあるわけです。

では、病院が破たんしたら、患者さんはどうなるのでしょうか？　ここでは医療法人を例に説明します。

ここで注意をしていただきたいのは、ひと口に破たんといっても、「破産」と「民事再生」では違うということです。

病院が破産して営業できなくなったら、患者さんは当然、転院しなければなりません。外来患者や入院患者は、他の医療機関へ移ることとなります。外来患者については、自分で他の医療機関を選択することができますが、入院患者についてはそうはいきません。そこで、保健所と営業が継続できなくなった病院とが協力して、患者さんの転院を近隣の医療機関に依頼します。

病院で働く職員については、企業が破産したときと同様に解雇され、未払給与の債権者となります。医師や看護師、薬剤師は他の病院に転職しやすいのですが、事務職員などの需要が少ない職種については、相当な技能を持たない限り転職は難しいと言えるでしょう。

民事再生については、旧経営陣が一掃され、スポンサーが選定された時点で、負債が圧縮され、新しい経営陣によって経営が再開します。営業は継続されるため、患者さんは転院する必要がありません。しかし、職員の給与が下がるようなことがあると、辞める職員も出てきます。そのため看板医師が他の医療機関へ移籍してしまうことも珍しくありません。

スポンサーについては、ほとんどが医療法人グループです。というのも、医療法第7条5項「営利を目的として、病院、診療所又は助産所を開設しようとする者に対しては、前項の規定にかかわらず、第1項の許可を与えないことができる」によって、営利企業による経営が禁止されているためです（122ページ参照）。

【質問32】病院の経営は変化しているのですか？

病院はこれまで診療報酬点数と医療政策さえ押さえていれば、経営に関する細かいことを気にせずともそれなりに回っていました。しかし近年では、先に述べたように、破たんすることも多く、きちんとした経営が求められるようになってきています。

病院経営の変化は、次に挙げる４つの点に表れています。

①人材管理

企業と同様に病院でも、人事評価制度が導入されるようになりました。医療従事者のモチベーションを高めることが狙いです。また、業務のアウトソーシングが進み、派遣職員を増やしたり、企業に業務委託するケースも増えています。

事務職員の採用についても変わってきています。これまで、医療系専門学校の卒業生を中心に採用してきましたが、最近では、幹部候補生として有名大学卒の学生を採用するようになりました。また、リクナビやマイナビなどの就職サイトを活用したり、一般企業からの中途採用も導入したりと、従来とは違う人材を積極的に求めるようになってきています。

②物品管理

病院には、医薬品や医療材料がとても多いのですが、これらの物品管理に、トヨタの生産管理システムであるカンバン方式を導入している病院も増えてきています。こうして、在庫削減や業務の効率化を図っているのです。

③財務管理・資金調達

固定資産をファンドなどへ売却して資金を借り入れることで、固定資産を持たない経営をする病院が増えてきています。

また、企業でいう売掛債権に当たる、入金前の診療報酬債権の流動化や、疾患ごとの入院から退院までの原価管理、戦略・ビジョンを４つの視点（財務の視点・顧客の視点・業務プロセスの視点・学習と成長の視点）で捉えたＢＳＣと呼ばれる経営手法の導入など、従来にはないかたちで財務にアプローチをする病院もあります。

④情報管理

病院は、ＩＣＴ化が遅れていると言われていますが（２０８ページ参照）、先進的な病院では、人材から材料に至るまでの管理を統合したシステムをグループ病院に導入したり、ＥＲＰ（※1）や診療情報システムをネットワーク化しています。院内のコミュニケーション手段として、ＧＷ（※2）の利用は当たり前となりつつあります。

病院は経営が遅れているとも言われていますが、先進的な病院は大企業と遜色《そんしょく》ないところまで進んでいます。全国の病院のほとんどが小規模病院であるという状況を考えると、中小零細企業と同等の病院がどこまで経営的に進化していくのか、これからが楽しみです。

（※１）ＥＲＰ：会計や人事システム、生産管理システムなどを統合する企業の基幹システム。
（※２）ＧＷ：グループウェア。企業のコミュニケーションを支援するシステム。

【質問33】病院にもグループがありますか？

近年、病院を取り巻く経営環境の悪化につれて、民間病院を中心にグループ化の動きが進んでいます。

国立病院では、①独立行政法人国立病院機構、②独立行政法人労働者福祉機構の労災病院グループ、③社団法人全国社会保険協会連合会の社会保険病院グループなどがあります。

公的病院（※）では、④日本赤十字社による赤十字病院グループ、⑤社会福祉法人恩賜《おんし》財団済生会《さいせいかい》による済生会病院グループ、⑥JA（農業協同組合）系の厚生連病院グループに分かれます。

民間病院では、医療法人などを主体とした⑦徳洲会《とくしゅうかい》グループ、⑧中央医科グループ、⑨ふれあいグループ、⑩南東北グループ、⑪武田病院グループ、大学を主体とした⑫国際医療福祉大学・高邦会グループ、企業を主体とした⑬セコムグループ、⑭ユーカリアグループがあります。

以下、それぞれのグループの特徴について、まとめてみましょう。

①独立行政法人国立病院機構

独立行政法人化した国立病院によるグループです。病院数は全国144病院5万6508床（2010年4月現在）と日本最大規模を誇ります。国立病院の基盤を引き継いでいるため、大病院が多いのが特徴です。ちなみに、国立がんセンターなどの国立高度専門医療研究センターは、国立病院機構のグループ病院ではありません。

②労災病院グループ

労働者の健康管理や治療、職場復帰を目的として活動している病院グループです。2002年に独立行政法人化し、全国32病院1万3187床（2012年1月現在）

と大病院が多いのが特徴です。

③社会保険病院グループ

健康保険や厚生年金をもとにつくられた病院によるグループです。現在では、独立行政法人年金・健康保険福祉施設整理機構から全国社会保険協会連合会へ病院経営を委託しています。全国に51病院ありますが、統廃合されたり自治体などへ売却されるなどして、減少傾向にあります。

④赤十字病院グループ

全国92病院の規模を誇るグループです。ただ、グループとはいっても、赤十字病院は都道府県の支部により運営され、支部長は知事となっています。救急医療などを行なう大病院が多いのが特徴です。

⑤済生会病院グループ

明治天皇によって生活困窮者《こんきゅう》への医療提供を目的に設立された病院グループです。全国95病院２万２６９９床の規模を誇ります。中規模から大規模の病院が多いのが特徴です。

⑥厚生連病院グループ

都道府県や市町村のＪＡによりそれぞれ設立され、全国１１５病院あります。

⑦徳洲会グループ

24時間３６５日の医療の提供を理念に、全国67病院、海外１病院と民間で最大規模の病院グループです。他の病院の買収や新規開設の際に地域の医師会ともめることもあり、医療業界では評価が分かれるグループです。また、グループから国会議員を輩《はい》出《しゅつ》するなど、政治活動に積極的なのが特徴です。

⑧中央医科グループ

ＩＭＳグループ（32病院1万1０００床）、ＴＭＧグループ（25病院）、ＡＭＧグループ（26病院６０９４床）と3グループに分かれ、それぞれ関東地方を中心に展開しています。それぞれの経営者どうしが血縁関係にあり、３つのグループを合わせると、日本有数の規模の病院グループとなります。

⑨ふれあいグループ

神奈川県を中心に12病院からなる病院グループです。老人医療をメインに診療所や介護施設なども展開し、近年急拡大しています。

⑩南東北グループ

陽子線治療装置を持つ、福島県郡山市の総合南東北病院を中心とするグループです。現在はまだ5医療機関（診療所と陽子線治療センターがそれぞれ1つずつ）ですが、東京都や神奈川県にも拡大しています。東京・丸の内で著名医師が診療するクリニックなども有しています。

⑪武田病院グループ

京都市を中心に10病院からなるグループです。公立病院の指定管理者なども担い、規模を拡大しています。病院協会でも発言力があり、影響力を持つ病院グループです。

⑫国際医療福祉大学・高邦会グループ

国際医療福祉大学を核として、東京都や栃木県、福岡県などに病院を展開しています。国公立病院の払い下げなどにより、名門医療機関を有しているのが特徴です。着実に病院数を増加させています。

⑬セコムグループ

セコムが経営支援を行なった病院で構成され、全国に18病院あります。有名な初台《はつだい》リハビリテーション病院（東京・渋谷区）もあり、大病院が多いのが特徴です。

⑭ユカリアグループ

病院再生ファンドから始まった医療コンサルティング会社「キャピタルメディカ」の経営支援先を中心として、全国17病院からなるグループです。他の病院グループと違い、経営は独立しています。いずれも、ユカリアというブランドに属しています。

病院のグループ化の傾向としては、国立病院系のグループの場合、統廃合や売却を行なうことで病院数が縮小傾向にあり、公的病院系は現状維持、民間病院系では拡大傾向にあります。

経営が厳しくなればなるほど病院のグループ化は加速します。これからも地域の病院のグループ化が進んでいくことは間違いありません。

(※) 公的病院：日赤や済生会、厚生連などの病院を公的病院といい、県立病院など自治体によって設立された病院は公立病院という。

【質問34】病院にもブランドがありますか？

病院もブランド力で経営が左右される時代になりつつあります。ブランド力の高い病院には、患者さんが多く集まり、また、優秀な医師や看護師などの採用、医療機器を購入する際の価格交渉などの場面においても、他の病院より優位な立場に立つことができます。

東京大学医学部附属病院（東京・文京区）では、広報担当に大手企業の広報部出身者を採用し、雑誌やテレビなどマスコミへの広報を積極的に行なったり、ドラマのロケに病院を使ってもらうように働きかけたりと、さまざまな手段でアピールしています。その結果、外来の来院者数が病院を建て替えた後、約2倍まで増加したといいます。

また、聖路加《せいろか》国際病院（東京・中央区）は、医師や看護師の採用が厳しい中で、研修医や看護師の確保に成功しています。研修医の応募も全国的に上位の人気を誇り、特に看護学生の間では日本で一番人気のある病院となっています。人気の理由は、日本の看護業界における歴史と伝統の一端をつくり上げてきたことと、看護師がそれぞれのキャリアアップの過程に応じて適切な教育を受けられる、この病院独自の教育システムにあります。また、看護大学と連携することで、臨床と教育が近い関係にあることも挙げられます。人気があるのは看護部門だけではありません。事務部門の採用も倍率が100倍と言われています。当然、患者さんにも人気の病院です。

榊原記念病院（東京・府中市）では、日本全国から患者さんが集まるだけでなく、アジア各国からも患者さんが訪れます。こちらの病院は高度な心臓手術に定評があり、症例数では日本でトップレベルとなっています。こうした臨床におけるトップレベルの病院の場合、病院に所属するいわゆる「名医」に支えられている面が大きいのですが、それだけでなく、他の医療従事者の力にも支えられています。

【質問35】病院の開業はかんたんにできますか？

診療所は新規に開業することがありますが、病院が新しくできるということはあまりありません。昔から同じ場所に病院として存在し、ときに破たんすることもありますが、その場合でも、新しい経営母体が、同じ名称のまま病院を存続させることが多いようです。

なぜ、新規に開業する病院は少ないのでしょうか。開業するのは難しいのでしょうか。

実は、病院のベッド（病床）は、医療法第30条の4の「医療計画」によって、地域ごとに数の上限が決められています。だから、新しく開業する病院が少ないのです。

では、どのように上限が決められているのでしょうか？

病床数は、地域の医療圏における需要によって算出されます。医療圏は下記のように1次医療圏から3次医療圏までに分けられます。

①1次医療圏

市町村単位で設定された医療圏で、プライマリーケア（初期医療、77ページ参照）を提供する単位です。

②2次医療圏

一般的な医療サービスを提供する単位であり、市町村を超えた大きさで設定されています。全国に約360存在し、2次医療圏にもとづいて一般病床の基準病床が決められています。また、この基準病床の数をもとに、その地域に必要な医療従事者の数も決められているのです。

③３次医療圏

先進医療や特殊な医療などを提供する単位で、基本的に都道府県に１つと設定されています。ただし広い北海道は６つ、長野県は４つの３次医療圏があります。

これらの医療圏に合わせて、各都道府県が２次医療圏に、４疾病５事業を中心に医療政策を立案します（災害医療を除く）。４疾病とは、がん・脳卒中・急性心筋梗塞・糖尿病、５事業とは、救急医療・災害時における医療・へき地の医療・周産期医療・小児医療です。こうして、効率的で質の良い医療を提供することを目指しているのです。

【質問36】病院にとって一番困ることは何ですか？

病院に対する〝死刑宣告〟があります。保険医療機関の指定取り消しです。それは、保険診療ができなくなることを意味します。

日本の病院は、実に売上の9割以上を保険診療に頼っています。保険がきかない医療機関に患者さんが集まるわけもなく、実質的に売上が立たない状態となるのです。

保険医療機関の指定を受けるに当たって、厚生労働省の地方厚生局に指定申請手続きを行ないます。通常は、医療機関の開設と同時に申請して、保険医療機関となるのですが、指定されること自体は難しいわけではありません。

保険医療機関の指定が外されるケースの多くは、不正請求を行なった場合です。不正請求については、意図せずに行なう過失とわざと行なう故意に分けられ、前者であれば医療費の返還や保険医療機関の停止処分（１か月〜５年間）、後者であれば保険医療機関の取消処分が下されることがあります。

不正請求が明るみとなるのは、職員や元職員からの内部告発や、レセプト（185ページ参照）における不審な算定、患者さんからの問い合わせなどがきっかけです。これを受けて、厚生局などにより保険医療機関に対する指導や監査が行なわれ、上記の処分が下されることになるのです。

【質問37】病院にとって一番大事なものは何ですか？

この質問に対して、「患者さん」とお答えしたいのはやまやまですが、それは言うまでもないことでしょうから、ここでは「病院が適切な医療サービスを提供する上で」という観点から考えていくことにしましょう。

医療サービスは、医療従事者である人材に依存しています。たとえば、医療サービスの中で重要な部分を占める診断は、医師が下します。診断のよりどころとなるもののひとつに検査がありますが、そのうちのX線画像検査は、診療放射線技師が医師によって指定された部位をきれいに撮影することで正しい結果が得られます。また、点滴などの注射針をきちんと血管に挿入するのは看護師の仕事です。このように診療の過程を追っていくと、医療が人材に依存していることがわかります。

もし、こんなことが起きたらどうでしょうか？　医師の見立てが間違っていたため、見当違いの検査の指示が出された。それを受けて診療放射線技師がＸ線撮影をしたが、そこには写るべきものが写っていなかった。ようやく病気が特定されても、看護師が医師の指示と違う点滴を投与してしまった――人材に難があると、このような致命的なミスが起きてしまうのです。

医療が人材に依存していることは、国民医療費の構成にも表れています。なんと人件費が約半分も占めているのです。これは、医療従事者の給与が高いということではなく、医療が人材に負っていることを示しています。

このことは病院経営の観点からも説明できます。病院経営も企業経営と同様に、人、モノ、情報、カネといった経営資源を適切に配分することで行なわれています。つまり、これら４つを利用して医療の質を向上させることで、お金がついてくるビジネスモデルということになります。

お金を得るのに必要な医療の質の向上は、ここまで述べてきたように、人に負うところが最も大きいと言えます。次に重要なのが、モノです。ここでいうモノとは、医療機器や医薬品、医療材料を指します。きちんと教育された医療従事者が「質の良いモノ」を使うことで、より良い医療を提供することができるのです。

また、情報も重要です。病院は24時間３６５日稼働しています。そのため医師や看護師の間で患者さんの情報がきちんと共有されていなければなりません。同じ点滴が患者さんに２度投与されたりなどの医療事故が起きてしまうからです。患者さんにとっては、生命が脅《おびや》かされる事態になってしまうのです。

経営資源におけるカネの役割は、医療機器などモノへの投資や人材の教育、職員のやる気を引き出すための働く環境整備といったことです。

医療の質が向上するサイクルをうまく構築すれば、すべてがうまく回っていく――そして、医療の質を担っているのが人材です。その意味で、病院にとって一番大事なのは、人材ということになるのです。

第4章　治療費を払わなかったらどうなる？

――医療費と医療制度に関する疑問

【質問38】医療業界に関する法律にはどんなものがありますか？

質問の答えは、次の３つです。

①医師法

医師法は、医療従事者が医療行為を行なうに当たり基本となる法律です。すべての医療行為は医師法で規制され、看護師などの他の医療従事者は、医師法による規制を受けながら、それぞれの国家資格を規定する法律により医療行為が許されています。

②医療法

医師法が医療を提供する人について規定しているのに対し、医療法は医療機関や医療を提供する体制を規定する法律です。たとえば、20床以上のベッドを持つ医療機関が病院であると規定したり、病床が一般病床、精神病床、療養病床、結核病床、感染症病床の5つあることを規定するのもこの法律です。

③薬事法

医薬品や医薬部外品、化粧品、医療機器の安全確保や品質に関して定めた法律です。それぞれの医薬品などの定義や承認されるための方法、品質などについても細かく定義しています。また、医薬品の販売や医療機器の管理についても触れています。

医療業界にはさまざまな規制があります。それに対して規制緩和を望む声は広くあるのですが、ある程度の規制はやむをえないことと言えます。

手術は、医師が患者の身体を、ある意味傷つける行為です（「生体を傷つけること」を医学用語で侵襲《しんしゅう》と言います）。もし、資格のない人が手術を行なえば、これは傷害となり、まぎれもない犯罪行為に当たります。また、医師の資格がなかったら、最低限の質の保証さえなされません。医師資格という「規制」が、医療行為を行なう上で、知識や技術があることの担保になっているのです。

薬についても同様です。薬事法という法律が、高額にもかかわらず効果のない薬が市場に出回るのを防いでいると言えるのです。

【質問39】「日本の医療制度は優れている」と聞いたのですが、ほんとうですか？

医療機関を受診する場合、窓口で保険証を持っているかどうかを訊かれます。保険証がないと医療費は全額自己負担となりますが、保険証さえ持っていれば、保険が適用され、自己負担分は１割から３割の範囲で済みます。これは、日本の国民全員が国民健康保険や健康保険組合といった、なんらかの健康保険に加入しているからです。これを「国民皆《かい》保険」と言います。

また、初めて行く病院で、紹介状があるかどうか訊かれることもあります。紹介状がないと受付で自己負担する費用が高くなる可能性はありますが（※）、保険証があれば受診することはできます。この、日本全国どの医療機関でも受診できることを「フリーアクセス」と言います。

一方、海外では国民すべてが公的な医療制度でカバーされているわけではありません。特に、アメリカの場合、公的な医療保険は高齢者と貧困層を対象としたもの以外なく、自分で民間保険に加入するか、医療費を全額自己負担するしかありません。そのため、アメリカの病院は、来院した患者さんに、まずどこの保険に加入しているのかを訊きます。加入している保険によって、受けることのできる医療が変わってくるからです。また、患者さんは加入する保険と提携している医療機関しか受診することはできません。アメリカでは、医療や医療保険が自由競争となっているため、このような厳しいしくみになっているのです。

イギリスでは、公的医療保険が整備され全国民が加入していますが、病院で受診するためには、GP（General Practitioner）という日本のクリニック（診療所）に相当する「かかりつけ医」の判断に従わなければなりません。GPが「病院での受診が必要」と判断してはじめて、そうすることができるのです。もし、自分の判断で病院へ行ったとすれば、全額自費負担となります。しかし、GPの判断により病院で受診することになれば、保険が適用され、窓口負担もありません。

このように、診療所や病院といった医療機関へのアクセスは、国の医療制度により違います。各国一長一短ありますが、日本の医療制度は、国民健康保険とフリーアクセスの2点において、世界的に優れているシステムと言えます。

そんな日本の医療制度にも課題がないわけではありません。それは、国民がどこの医療機関を選択するかに当たっての判断材料が乏しいということです。

海外ではフリーアクセス制度のない国も多いのですが、日本では自由に病院を選択できます。しかし、医療に関する情報は非常に複雑で素人には判断しにくいため、選択は容易ではありません。そこで、その解決策のひとつとして２００６年の医療法改正の際につくられたのが、医療機能情報提供制度です。

多くの人の場合、病院に行くに当たって、かかった病気にもよるのですが、比較的近くの医療機関で診てもらうのがふつうでしょう。まれに、口コミを利用するといった程度ではないでしょうか。

しかし、医療機能情報提供制度によって、今では日本におけるすべての医療機関にる情報がネットで手軽に得られるようになりました。

■各都道府県医療機関案内サービス

http://www.mhlw.go.jp/topics/bukyoku/isei/teikyouseido/

右のURLから各都道府県の案内サービスにアクセスし、最寄りの駅名などで検索すると、診療所や病院が表示されます。そこで、個室料や予約診療など料金に関すること、医師数や看護師数といった人員配置に関することなど、詳細な情報まで知ることができるようになったのです。

(※) 初めて行く病院で、他の医療機関からの紹介状を持っていない場合、一部負担金以外に数千円取られることがある。これは、200床以上の病院が紹介状を持たない患者の初めての診療に対して選定療養（200ページ参照）という制度により別途費用を求めることができるためでもある。

【質問40】日本の医療費は他の国に比べて高いのですか？　安いのですか？

　かつて病院の一部負担金の割合が１割だったころは、医療は水みたいに「お金のかからないもの」といったイメージがありました。街の薬屋で市販薬を買って飲むより病院にかかったほうが安上がりで、かつ、よく効く薬をたくさんもらえるといった時代もありました。しかし、自己負担の割合が３割（75歳以上は１割）となった現在では、病院での診療にはたくさんのお金がかかるイメージが定着しつつあります。

　そのような自己負担の増加と日本経済の長引く停滞もあり、病気になっても受診を控える人が多くなっています。実際に医療現場では、受診を控えたことで重症化した患者さんの例が増えているとも言われています。

医療費とは、文字どおり医療にかかるお金です。そして、言い換えれば、医療機関の収入となる金額のことです。現在では、7割が健康保険から下り、1割〜3割が自己負担です。自己負担とは、患者さんが病院の窓口で支払うお金のことです。

日本で一番高いと言われる医療機関の場合、患者さん1人当たり1日20万円程度の医療費がかかります。その内訳は、入院にかかる入院料と手術などの手技料、医薬品などの材料に関するお金です。

また入院料の種類のうち一番高額なのが、救命救急入院料です。高度の医療的な管理を必要とする患者さんが入院する病床の場合、救命救急病室に医師が1名以上、患者さん2名に対して看護師が1名、常時配置されています。高度な機器も装備されており、1日に約10万円の費用がかかります。人員配置が比較的手厚い一般病床でも1万5000円程度ですから、かなりの高額と言えます。31ページでお話ししたように、病院における入院料の計算は、夜の12時を境にカウントします。ホテルや旅館でいう1泊2日は、病院では2日分となるわけです。

高額なのは入院料だけではありません。検査や手術、薬剤についても、かなりの費用がかかります。

ＣＴ検査は１万４０００円（64列以上、診断料込み）、ＭＲＩ検査は１万８５００円（３・０Ｔ以上、診断料込み）、ＰＥＴ‐ＣＴ検査は９万７５０円（ＦＤＧ、診断料込み）となり、自己負担の割合は３割ですから、ＣＴは約４０００円、ＭＲＩは約６０００円、ＰＥＴ‐ＣＴは約２万７０００円を、患者さん自身が払わなければならないわけです（平成24年４月時点の数字）。

薬剤でも高いものになると、たとえばリウマチ治療に使用する「レミケード点滴静注用１００」は１００ミリグラムで約10万円もします。１回の治療で２本程度使いますから、合わせて約20万円、自己負担分は約６万円となります。

心臓血管治療に使用する薬剤溶出ステントは約30万円、人工関節ともなると、材料にチタンやセラミクスを使っているため約50万～１００万円もします。実際に負担するのは１割～３割といっても、やはりキツいです。

手術については、難易度や手間などを考慮して診療報酬点数が設定され、高額な手術の場合、１００万円以上かかるものもあります。

【質問41】 なぜ日本の医療費は増え続けているのですか？

２００９年度の国民医療費は約36兆円で、前年比で３・４パーセント増えました。次ページの図表25をご覧になるとおわかりのとおり、国民医療費は年々増加し、対ＧＤＰ比で８パーセントに迫っています。

その理由として、おもに次の３つが考えられます。

①医療技術の進歩

医療技術の進歩により、がんが「不治の病」から「亡くならない病気」になり、リウマチも早期発見により「寛解《かんかい》」という治癒に近い状態が可能になってきました。しかし、その一方で、高度な医療の提供は、医療費が高騰する原因にもなっています。

図表25　国民医療費の推移

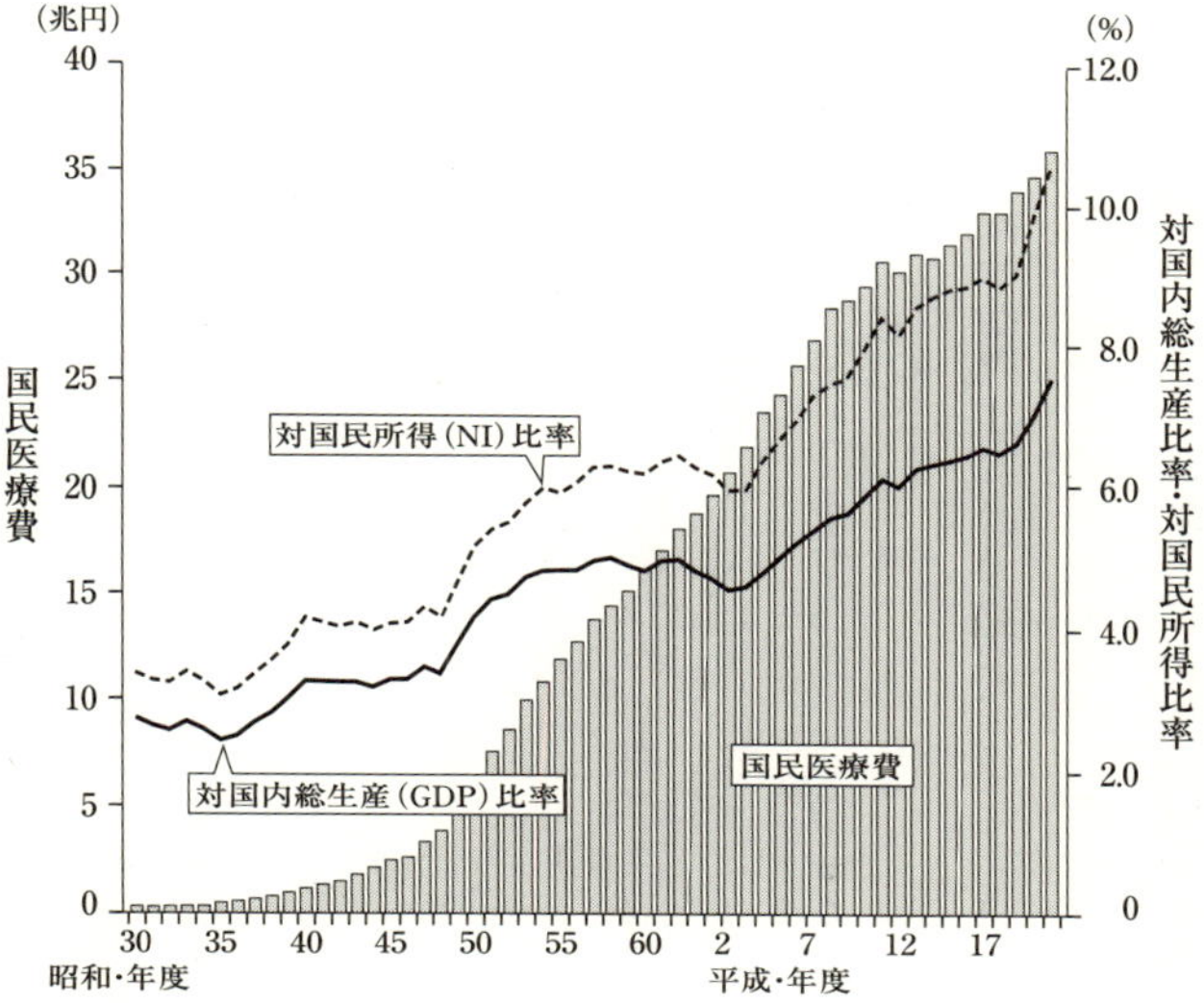

出所：厚生労働省,平成21年度国民医療費の概況
http://www.mhlw.go.jp/toukei/saikin/hw/k-iryohi/09/index.html

たとえば、重粒子線という炭素原子核を利用したがんの治療法の場合、治療費が３００万〜４００万円もかかると言われています。これは、治療施設に１００億円程度もかかるためであり、採算を合わせるには高額な治療費が必要となるのです。

また、抗がん剤には数百万円もするものがあります。製薬企業が莫大な開発費を回収するためには、高額な値付けも仕方のないことかもしれません。リウマチも治療薬が非常に高額で、一連の治療に数十万円の医療費（保険も含む）が必要となります。

このように医療技術の進歩によって、医療機器を使った治療や薬物療法も年々高額化しています。

②高齢者の増加

国民医療費の増大は、65歳以上人口が増加していることが、その一因として挙げられ、なかでも、75歳以上の医療費の増加が深刻な状況となっています。国民医療費の年齢別の占有率を見ると、0～14歳が6・3パーセント、15～64歳が38・3パーセント、65歳以上が55・4パーセント、75歳以上が32・6パーセントと実に全体の3分の1近くも占めているのです。

こうした状況を憂慮《ゆうりよ》した自民党が、与党だった2006年に「高齢者の医療の確保に関する法律」を成立させ、2年後の2008年に後期高齢者医療制度を発足させました。この制度は、後期高齢者に対する財源の確保や健康の増進に対する取り組みなど、来るべき超高齢社会の日本を見据えた非常にすばらしい制度ですが、政権が民主党に代わった今も、制度の名称などを巡って政治的な混乱が続いています。

③医療従事者の増加

国民医療費の約半分を占めるのは、医療従事者の人件費です。

毎年約７０００人の医師、約４万５０００人の看護師が、病院を中心とした医療機関に就職します。ここでざっと新卒の医師の初任給の平均を６００万円、看護師の平均を４００万円として計算すると、合わせて２２００億円もの人件費がかかることとなります。その他、薬剤師や理学療法士などの医療職種や事務職の新卒の人件費を含めると、もっと大きな金額となります。

もちろん勤務医などの場合、定年で辞める人もいますから、新陳代謝が行なわれて、人件費の増大も調整されるのではないかと考える人も多いでしょう。しかし、実際には60歳で医師を辞めるという人は少なく、また他の職種でも定年後に働く人は珍しくありません。人材不足の医療業界にあっては、当面はこの状態が続くでしょう。

【質問42】病院に診療報酬を払っているのは誰ですか?

患者さんが外来診療を受けたとき、窓口で一部負担金を一括で支払います。しかし、入院した場合は、退院の際に一部負担金をまとめて請求する病院や2週間ごとに請求する病院など、対応がまちまちです。なぜ、このように病院ごとに対応が違うのでしょうか?

患者さんの一部負担金については、健康保険法の保険医療機関及び保険医療養担当規則により規定されていますが、それを患者さんに「いつ」もらうかまでは規定されていません。そのため、入院の場合、平均在院日数が短い病院では退院時、長い病院では10日や2週間ごとに患者さんから一部負担金をもらっているところが多いのです。

医療サービスと医療費、保険の構造を簡単に説明すると、①被保険者、②保険者、③審査支払機関、④保険医療機関等の４つの利害関係者が存在します（次ページ図表26）。それぞれ次のとおりです。

①被保険者

公的な医療保険に加入している人のことで、日本では健康保険証を持っている人を指します。被保険者は、保険加入に当たり保険料を保険者に収めることで健康保険証を受け取ります。これを持って医療機関を受診すれば、一部負担金を医療機関に支払うことで医療サービスを現物給付として受けることができるのです。

②保険者

○○健康保険組合や○○国民健康保険組合、全国健康保険協会などが保険者に当たり、保険加入者へ健康保険証を発行します。保険料の徴収と、各医療機関から審査支払機関に対して提出された医療費の請求により、審査支払機関へ支払いを行ないます。

図表26　医療サービスにおけるお金の流れ

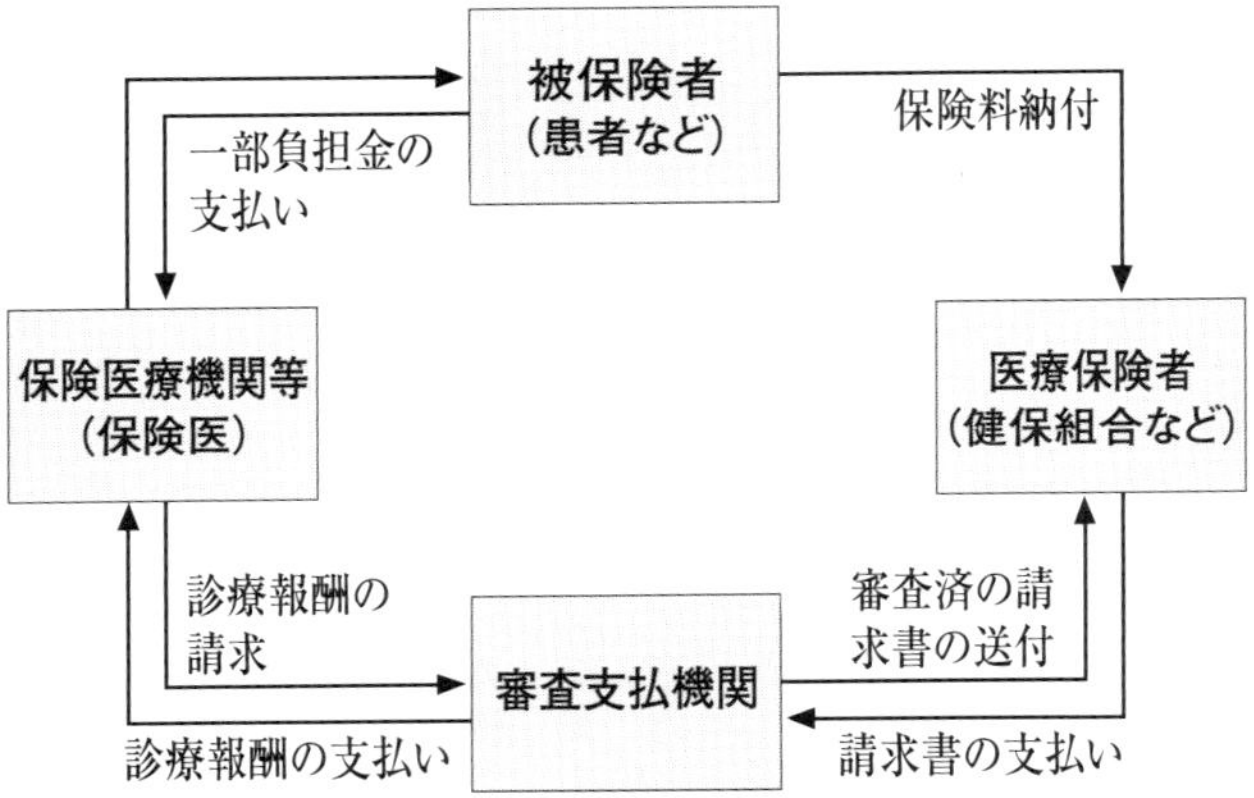

③審査支払機関

社会保険診療報酬支払基金と各都道府県の国民健康保険団体連合会が審査支払機関に当たります。医療機関からの医療費の請求により支払額を決め、保険者へ請求します。また、医療機関への支払いも行ないます。

④保険医療機関等

病院や診療所などが、これに当たります。健康保険証を持ってきた患者さんに医療サービスを提供し、その代金の一部として、患者さんから一部負担金を直接もらいます。

残りの保険分は、審査支払機関に月単位で請求を行ないます。

病院による保険請求はレセプトと呼ばれています。病院が提供した毎月１日から末日までの医療行為について、翌月の１日から10日までの間にレセプトを仕上げます。この間、病院の事務担当者は、請求漏れや病名漏れがないかのチェックに追われます。

そして病院がレセプトを審査支払機関に提出すると、審査支払機関はそれを見て、病院が行なった医療行為が妥当なものであったかチェックします。その結果、妥当と判断されたものを保険者に請求することで、保険請求分が医療機関に支払われることになるのです。

【質問43】医療費の未払い問題とは何ですか？

近年、医療費の未払い問題（未収金問題）が深刻化しています。患者さんが一部負担金を払わないケースがほとんどですが、なかには保険証がない状態で来院する患者さんもいて、その場合は医療費すべてが未払いとなります。

未収金の実態は、２００８年に出された厚生労働省の報告によると、２００７年７月現在で独立行政法人国立病院機構が約41億円、東京都立病院で約９億円に上っています。医療業界全体ではかなりの額になると推測されています。医療費の未払い問題は、赤字傾向にある医療業界にとって、大きな痛手となるものです。

日本において病院は、公益的な性質を持つとされています。法律でも、医師法第19条で「診療に従事する医師は、診察治療の求があつた場合には、正当な事由がなければ、これを拒んではならない」と定めています。この「正当な事由」については、診療に関する費用の支払いなどを根拠にしてはいけないとされています。厚生労働省の医療機関の未収金問題に関する検討会報告書でも、悪質な未払いについても医師は診療を拒《こば》んではならない、ということが再確認されました。

一方、アメリカの病院では、受診しようとする人に医療保険の有無を確認し、医療費の支払いができない場合は診療を拒否することもあります。人々の間にも「お金がないと受診できないのは当たり前」という認識があるのです。

未収金が発生する要因には、大きく分けて次の３つのパターンがあります。

①支払う気がないケース

受付が閉まっている夜間や休診時に来院し、受診後の会計の際に「お金がない」と申告するケースです。同じ人が未収のまま何度も診療を受けることもあります。病院が厳しく取り立てしないと、同様の人が増加する恐れがあります。

②支払いができないケース

外国人や保険に加入していない人が救急車などで来院して、退院時などに支払いができないケースです。外国人の場合、未収のまま帰国されてしまうと回収不能になります。保険に加入していない人の場合は、病院の相談員（MSW＝医療ソーシャルワーカー）などが、生活保護や医療費の助成といった何らかの手段で支払いができるように調整したり、分割で支払ってもらうこともあります。

③病院に由来する未払いのケース

日々計算している医療費と、月イチで作成する「レセプト」（保険者への請求書）の数字に食い違いがある場合などです。医療費が「レセプト」の額を下回った場合、患者さんから受け取った一部負担金が少ない可能性があり、それが回収できなければ、「未払い」となるわけです。

未収金を防ぐ一番の対策は、病院の毅然《きぜん》とした対応です。病院の中には、職員が未払いの人の自宅を訪問して、ちゃんと払う気持ちになるまで、じっくりと話し合うようなところもあります。こうした粘り強い対応によって、はなから支払う気がない人たちに付けこまれないようにしているのです。また、銀行やコンビニでの振込、クレジットカードの引き落としなどの選択肢を与えて、支払いやすい環境を整備している病院もあります。

【質問44】月々の保険料はどのように決まっているのですか？

１７１ページでお話しした日本の国民皆保険制度は世界的に評価の高いものとなっています。この制度を支えるのが、あなたが毎月支払う保険料です。

その保険料は、あなたが所属する健康保険組合や国民健康保険組合によって、支払う額が違います。たとえば、健康保険組合の中で最大規模の全国健康保険協会でも各都道府県によって違いがあります。２０１１年9月の介護保険を除いた、標準報酬月額に対する保険料率の割合は最高が北海道支部の9・6パーセント、最低が長野県支部の9・39パーセントとなっています。健保組合の中には、健康保険料率が8・5パーセントのところもあり、北海道支部との差は1・1パーセントもあります。標準報酬月額が30万円の人であれば、月３３００円も保険料に差が出るわけです（社会保険の保険料については、事業者との折半のため、個人が支払う保険料は実質的には半分となっています）。

国民健康保険についても、区市町村で保険料率に違いがあります。保険料の計算方法に違いがあるからです。

国民健康保険料は、基礎賦課《ふか》分と後期高齢者支援金等賦課分、介護給付金賦課分（40歳以上）の合計で計算されます。

たとえば、次ページの図表27は、東京都の２０１１年４月の介護給付金賦課分を除いた保険料です。23区内、狛江《こまえ》市や小金井市、清瀬市で、保険料率がバラバラであることがわかります。

医療保険の場合、医療機関の窓口で支払う自己負担金は全国一律ですが、支払う保険料については一律ではないのです。

図表27　東京都の国民健康保険料（2011年4月現在）

加入保険者	基礎賦課分				
	保険料率				賦課限度額
	均等割	資産割	所得割	平等割	
23区※	31,200円	なし	6.13%	なし	51万円
狛江市	19,200円	10.00%	5.05%	2,000円	51万円
小金井市	7,000円	15.00%	3.51%	6,600円	46万円
清瀬市	14,800円	11.00%	4.20%	8,000円	47万円

加入保険者	後期高齢者支援金等賦課分				
	保険料率				賦課限度額
	均等割	資産割	所得割	平等割	
23区※	8,700円	なし	1.96%	なし	14万円
狛江市	13,500円	なし	1.50%	なし	14万円
小金井市	13,000円	なし	1.66%	なし	13万円
清瀬市	5,000円	10.00%	1.20%	2,000円	12万円

均等割とは世帯加入者の人数に応じて計算するもの、資産割とは世帯加入者の資産に応じて計算するもの、所得割とは世帯加入者の所得に応じて計算するもの、平等割とは１世帯当たりで計算するもの、賦課限度額とは保険料の上限となる。均等割・資産割・所得割・平等割の合計と賦課限度額を比べ、いずれか低いほうが保険料となる。

※23区の各区ごとの保険者のこと

出所：東京都福祉保健局
http://www.fukushihoken.metro.tokyo.jp/iryo/kokuho/aramashi/hokennryou01/index.html

【質問45】介護保険と医療は、どういう関係にあるのですか？

介護保険制度は、２０００年４月にスタートしました。

当時は医療費が年３パーセントずつ増え、医療費の抑制が最重要課題となっていました。そこで、医療よりも見守りなどの管理が必要な状態の患者さんについて、新しい保険制度をつくることにしたのです。折から、長期療養を行なうための療養病床や特別養護老人ホーム、老人保健施設が整備されつつあり、医療の必要度が低い患者さんは、介護保険の対象となって、介護施設への入居や介護サービスへと移行していったのです。

介護保険によって受けられるサービスは、居宅サービスと施設サービスの２つに大きく分けられます。

居宅サービスとは、要介護者の居宅介護を支援するサービスで、医師や薬剤師、看護師、介護福祉士などが担当します。

施設サービスは、介護の必要な高齢者が、介護老人福祉施設（特別養護老人ホーム）、介護老人保健施設（老人保健施設）、介護療養型病棟に長期間にわたって入所・入院する際のサービスです。医師や薬剤師、看護師、介護福祉士などが担当します。

高齢者が安心して居宅介護を受けるためには、医療的な支援が必要となります。そこで介護保険制度と同時に進められてきたのが在宅医療です。在宅医療は、次に説明する在宅療養支援診療所と訪問看護ステーションが中心となって提供されます。対象となるのは、病状は安定しているものの在宅療養などの必要な患者さんです。

在宅療養支援診療所には、24時間365日連絡可能な医師や看護師が配置されているので、患者さんに何か起きた時に、連絡をすれば往診に来てくれます。

この在宅療養支援診療所を支援するのが、訪問看護ステーションです。所帯の小さい在宅療養支援診療所では、人的資源に限りがあります。そこで訪問看護ステーションの看護師が、医師の指示した医療行為を患者さんの自宅に出向いて提供します。そのため、訪問看護ステーションも、24時間３６５日の連絡体制と緊急時の訪問体制が求められています。在宅医療の良《よ》し悪《あ》しは、訪問看護ステーションに左右されるとも言われています。

薬局にも、訪問薬剤指導といって、薬剤師が患者さんの自宅を訪問して薬の説明などを行なうサービスがあります。また、点滴剤などの医薬品を、院外の薬局から患者さんへ届けることも増えてきました。

在宅医療と介護サービスとは密接な関係にあります。医療的な管理よりも介護を必要とする状態の患者さんについては、看護師や介護福祉士のひんぱんな訪問が求められています。その際には、医療と介護、双方の現場職員による密な連携が必要となります。

ただ、現在では、医療保険と介護保険のどちらを利用すればいいのか、利用者にとっては不明な点もあり、そのことが制度利用をわかりづらくしています。

第5章　最近の病院はカタカナ語が多い？
——医療業界の新しい動きに関する疑問

【質問46】最近よく聞く「混合診療」について教えてください

医療における規制改革の争点のひとつに、混合診療があります。

混合診療とは、保険で認められている医療行為（保険診療）に、保険で認められていない医療行為（保険外診療、自費診療）を併用することです。混合診療は、現行の診療報酬制度では原則として禁止されており、保険が適用されません。つまり、保険診療の部分まで含めて、すべてが自費診療となるのです。これは、保険外診療の必要な患者さんにとって、大きな負担になります。

大きな負担になるのは、病院にとっても同じです。

病院では、診察や入院といった診療報酬点数で定められた医療サービスが、医療従事者の裁量により提供されます。これらの医療費は、社会保険によって費用が負担されます。

ただし、診療報酬点数はすべての医療サービスを網羅《もうら》しているわけではありません。医療機関が持ち出しで、患者さんに医療サービスや薬剤を提供することも珍しくないのです。その際、その医療サービスや薬剤が安価なものであれば問題ないのですが、先進的な医薬品や医療機器を使った治療や検査となると、医療機関が負担できないほどの多額の費用が発生します。混合診療が認められない今の状況では、経営に余裕のない医療機関としては、こうした持ち出しは避けたいと思うのが自然でしょう。

なぜ、混合診療が禁止されているのかということについては、厚生労働省はおもに、①有効性や安全性が担保できない怪しげな診療が横行する恐れがある、②自由診療が一般化することで経済力によって受けられる医療に格差が生じかねない、という2つの理由を挙げてきました。

その是非について論じることは、他の本に譲りますが、デメリットだけでなく、メリットにもきちんと目を向け、国民にとってどうするのが一番よいか、議論を尽くしてほしいと考えます。

図表28　保険外併用療養費

評価療養	選定療養
先進医療 医薬品の治験に係る診療 医療機器の治験に係る診療 薬価基準収載前の承認医薬品の投与 保険適用前の承認医療機器の使用 薬価基準に収載されている医薬品の適応外使用　など	特別の療養環境の提供 予約診療 時間外診療 200床以上の病院の紹介状がない患者の初診 200床以上の病院の再診 制限回数を超える医療行為 180日を超える入院　など

出所：全国健康保険協会,医療保険制度をもとに再構成

ところで、混合診療のすべてが禁止というわけではありません。保険外併用療養費制度によって、一部解禁となっているものもあります。それが選定療養と評価療養です（図表28）。

選定療養とは、患者さんの希望に対応するための医療サービスで、個室病床（いわゆる「差額ベッド」）や予約診療などがこれに当たります。

評価療養とは、今後保険適用される可能性はあるものの、まだ技術の確立していない新しい医療技術などです。治療効果が上がれば、将来保険が適用されることもあり

ます。

選定療養と評価療養の場合、患者の自己負担は、保険診療部分（３割負担）と保険外診療部分（自己負担）となり、全額自己負担になることに比べれば、大幅に軽減されます。

【コラム5】病院の個室料

入院することになったとしたら、４人部屋とか６人部屋といった大部屋ではなく、できれば個室に入りたいものですね。最近の個室は、液晶テレビやシャワートイレが備えてあったり、インターネットが使えたりと、一流ホテル顔負けの豪華なところもあるようです。

しかし、病院の個室は高い、というイメージがあります。だいたい1日5０００円から2万円、なかには1日30万円もするところもあります。これでは、相当のお金持ちでないと入れません。

この個室料は、どのように決められているのでしょうか？　病院が独自に決めているのか、それとも何か公的な基準のようなものがあるのでしょうか？

答えは前者です。病院は個室料を自由に設定することができるのです。その理由は、２００ページで説明した保険外併用療養費制度の「選定療養」にあります。特別な療養環境（いわゆる「差額ベッド」）の提供や予約診療、２００床以上の病院での初診（紹介がない場合）など、患者さんが選択した特別なサービスが「選定療養」です。

保険外併用療養費制度の枠の中では、病院が医療行為などに対して自由に価格を決めることができます。ただし、厚生労働省の出先機関である地方厚生局に届け出る必要があります。

それでは病院は何を基準に個室料を決めているのでしょうか？

ほとんどの病院が、周囲の病院の相場を見ながら決めています。そのため地域によって違いがあり、東京などの大都市は概して高額で、大都市以外の地方では安いといった特徴があります。ある程度、地域のニーズに合わせて個室料は決められているのです。

【質問47】治験に参加したいのですが、どうすればいいのですか？

誰でも「あなたの病気は治りません」と言われれば、新しい医療技術や治療法を試してみたいと思うものです。実際に、日本では認可されていない薬をアメリカから個人輸入して使うといった話もよく聞きます。

これまで日本では、診療報酬点数に収載されていない医療を行なうことは、混合診療として厳しく規制されてきました。しかし今では、評価療養制度において、医薬品や医療機器の治験に関する診療が認められるようになり、臨床試験に参加するとすべて自費負担になることはなくなりました。臨床試験は、製薬企業などから医療機関へ個別に依頼があり、大学病院や臨床試験に積極的な病院で行なわれます。

医薬品の開発には、10年～20年の長い時間がかかります。基礎研究により医薬品の候補となる化学物質を発見し、その化学物質の安全性や有効性の確認が行なわれるのですが、この化学物質が発見されてから治験まで、5～10年はかかると言われています。

人に対して行なわれる治験の場合、第Ⅰ相試験で健常者を対象にした薬剤の吸収や排せつの評価、第Ⅱ相試験で少人数の患者さんを対象とした投与量や投与方法に関する評価、第Ⅲ相試験で多くの患者さんを対象とした有効性や安全性の評価を行ないます。

こうした治験については、大学の附属病院などの治験センターや臨床試験センターといった部門で中央管理されています。そこで、参加者の募集や治験に関する事務的なことなどが行なわれます。大きな病院では、同様の部門を持つところがあります。また、中小病院や診療所の中には、大病院と協力して治験を行なっているところもあります。

一方で、医薬品の認可に権限のある、厚生労働省所管の独立行政法人「医薬品医療機器総合機構」の改革も始まっています。これまで「日本の新薬の認可は遅い」ことが指摘されてきたのですが、審査の担当者を大幅に増員することで、海外で承認され使用されている新しい薬剤が、日本国内で承認され使用されるまでの時間差（ドラッグラグ）を解消していこうとする動きもあります。

難治性の疾患や難病については、今後新薬の開発がどんどん進んでいきます。そのうち、あなたも治験に参加する機会があるかもしれません。

【質問48】「診療報酬制度が一部変わる」というのはほんとうですか？

最近、急性期の入院医療において、診断群分類別包括支払方式という制度が動き始めました。これは、DPC/PDPS（Diagnosis Procedure Combination / Per-Diem Payment System の略）と呼ばれ、早い話が、病気によって「1日いくらポッキリ」という定額で診療報酬が決まる方式です。現行の方式が、医療機関が医療行為を行なった分だけ請求できる「出来高払い」方式であるのに対し、画期的な支払方式であるとも言えます。

日本では2003年からまず特定機能病院（19ページ参照）で導入され、2006年にはそれ以外の病院も参加が可能となりました。

DPC/PDPS になると、病院は余分な検査をしなくなります。薬剤についても、ジェネリック医薬品（２２４ページ参照）など仕入値が安いものへと置き換えていくことになります。国としても、病院が質を落とさずコストを絞るため、医療資源の配分が効率的になることが想定されるわけです。日本全国の病院がこの方式を導入すれば、診療報酬は下がり、医療費全体の削減につながるでしょう。

一方で、心配される点もあります。医療行為の効率化を追求しすぎると、必要な医療行為までなされない恐れが出てきます。実際アメリカが導入している同様の制度では、粗診・粗療が一時期問題となりました。

また、不正請求の問題もあります。病院が実際の病気とは違う診断を下すことで、報酬を過剰請求する（アップコーディング）といったことも起こりうるのです。実際に日本でも、ある病院でアップコーディングが行なわれ、新聞で報道されたこともあります。

DPC/PDPSの研究事業は始まったばかりですが、効率的で透明性の高い医療の提供をサポートする制度であることは間違いないでしょう。

【質問49】病院はどの程度デジタル化されているのでしょうか？

よく、病院は「デジタル化が遅れている」と言われます。そこで、政策的な課題として医療現場のＩＣＴ化を進める動きがあります。ＩＣＴとはInformation and Communication Technologyの頭文字をとったもので、情報・通信に関連する技術一般の総称です。

では、病院におけるＩＣＴ化とは、どのようなものでしょうか？

具体的には、次の３つに分けられます。

①臨床系ＩＣＴ

診療の支援を目的としたもので、代表的なものがオーダリングシステムです。これは、医師が患者への注射や点滴、投薬といった指示を端末に入力し、関係各部署がそれに従って医療行為を行なうしくみです。たとえば点滴の指示を確認した看護師は、患者のリストバンドのバーコードと点滴のバーコードを端末で照合した上で、患者に点滴を行ないます。

②業務系ＩＣＴ

レセコンや会計・人事などの業務システム、ＧＷ（グループウェア）などです。レセコンは、レセプトコンピュータの略で、診療報酬点数の計算に利用するシステムです。オーダリングシステムなどと連動することができます。会計や人事のシステムは企業と同様です。ＧＷは、各メンバーのスケジュール管理や情報の回覧などを行なう上で、コミュニケーションツールとなっています。

③病院外部のＩＣＴ

ナレッジ系や病院のホームページ、地域連携システムなどです。

ナレッジ系には、アメリカ国立医学図書館の国立生物工学情報センター（NCBI）が運営するパブメド（PubMed）があります。医療従事者はこれを使って、医学に関する文献や論文などを検索します。

ホームページについては言うまでもないでしょう。今では、たいていの病院が持っています。

地域連携システムについては、79ページでお話ししましたが、医療機関どうしの連携により患者を紹介しあう際のシステムです。

このように、政策的な取り組みが功を奏して、医療の現場でもICT化がある程度進んでいることがわかります。

【コラム６】予防医療

これまで医療というと、おもに治療のことばかりにスポットが当たってきましたが、最近では予防医療や緩和医療にも注目が集まっています。病気を治す前にそもそも病気にならなければいいという考え方や、治らない病気に対してはＱＯＬ（Quality of Life＝人間らしく生きていく上での生活の質）を上げていくことで、いかに質の高い余生を送るかという考え方が、広く国民の間に浸透してきたことによるものです。

その中でも特に関心が高まっているのが予防医療です。その背景のひとつに国民医療費の増加がありま す。日本だけでなく世界的に医療費は高騰する傾向にあり、それぞれの国で問題となっているのです。

この流れを受けて日本では、２００８年４月から、40歳から74歳までの人を対象に、心臓疾患や糖尿病などの生活習慣病の予防を目的とした「特定健診・特定保健指導」が行なわれるようになりました。いわゆる「メタボ健診」です。

まず、腹囲（へそ周り）の測定と「体重（kg）÷身長（m）÷身長（m）」でＢＭＩ（体重指数）を算出します。その結果、基準値（腹囲：男性85㎝、女性90㎝／ＢＭＩ：25）を超えた人は、さらに血糖、脂質（中性脂肪及びＨＤＬコレステロール）、血圧の数値や、喫煙習慣の有無などから、メタボリックシンドローム（代謝症候群）の危険度が判定されます。危険度が高く「支援が必要」と判定されれば、医師や保健師、管理栄養士などから保健指導を受けることになります。

従来の医療政策では、基本健診やがん検診、人間ドックなどを通して病気を早期発見することに力を入れてきましたが、近年は生活習慣病を防ぐことで、国民が健康的に長く生きることに目的がシフトしてきました。そのことがひいては、医療費の高騰を防ぐことにつながるのです。

【質問50】ドラマによく出てくる「チーム医療」について教えてください

ドクターヘリで救急現場に駆けつける医師、難易度の高い手術を成功させる医師、医学部の教授選で権謀術数《けんぼうじゅつすう》をめぐらす医師……。近年、医師を主人公にしたテレビドラマがたくさん放映されています。医師や看護師を演じる役者は、実際の病院で本職の指導を受けているためか動きがリアルです。ストーリーも、病院で現実に起こりそうな内容となっているため、私もつい見入ってしまいます。

これらのドラマを見ていて、ひとつ気づくことがあります。たいてい、医師と看護師しか登場しないことです。まれに、製薬メーカーの医療情報提供担当者（ＭＲ）や病院の受付、リハビリテーションの担当者が１シーン登場する程度なのです。

ここでいささか唐突な質問ですが、あなたはディズニーリゾートへ行かれたことはありますか？

「ある」と答えた方、あなたは何を期待して行きましたか？

いろいろな答えが出てくると思いますが、なかでも、ミッキーやミニー、ドナルドダック、最近では、ダッフィーやシェリーメイといったキャラクターに会いたいから、という人は多いでしょう。なにしろ、ミッキーやミニーたちは、ディズニーリゾートの主役ですからね。

しかし、ディズニーリゾートは彼らの存在だけで成り立っているわけではありません。彼らと、彼らを後方から支援するスタッフとのチームプレイにより、夢の世界はつくられているのです。

病院についても同じことが言えます。たしかに、病気を治す医師や患者さんの世話をする看護師は、病院の〝主役〟的存在かもしれません。しかし、薬剤師や診療放射線技師、臨床検査技師、理学療法士、作業療法士、言語聴覚士、事務員などのスタッフの協力がなければ、医師も看護師も適切な医療行為を行なうことができません。その意味で、病院というのは、ディズニーリゾートに似ていると言えるのです。

診療に関するリーダーである医師を中心として、診療の調整役であり患者さんの療養を支える看護師、患者さんが安心して薬物治療ができるように薬物管理を行なう薬剤師、適切な撮影技術により画像診断を支援する診療放射線技師、精度の高い血液検査結果などを提供する臨床検査技師、患者さんが脳血管疾患や心疾患後に早く社会復帰できるようリハビリテーションを指導する理学療法士や作業療法士、言語聴覚士、病院の受付や医師の事務を代行したり総務などの仕事を行なう事務職員といった、さまざまな職種のチームプレイにより、患者さんに最高のサービスが提供できるのです。

チーム医療とは、このように、医療に従事するスタッフがそれぞれの立場で患者さんの病気を評価し、それぞれの職能に応じた医療技術を提供していくことです。このチーム医療が重視されるようになったのは最近のことです。それまでは、医師が患者さんを診察するに当たって、看護師や薬剤師などに細かく指示を出すという、一方通行の情報発信が主流でした。しかし、近年それが見直され、医師が他のスタッフと双方向に情報交換をすることによって、それぞれの視点からの患者さんに対する評価やアプローチが可能となったのです。

チーム医療によるアプローチは、忙しい勤務医の仕事を肩代わりする役割もあります。他のスタッフに診療の一部分を任せることで、診療のコーディネーターである医師が、より深く患者さんを診ることができるのです。

チーム医療の代表的なものに、ＮＳＴ（Nutrition Support Team）や褥瘡《じょくそう》管理があります。

ＮＳＴは、患者さんを栄養の面でサポートするチームです。メンバーがそれぞれの視点に立って意見交換や役割分担を行ないます。栄養管理の行き届いている患者さんは、退院が早まるといったことが科学的に実証されています。

また、褥瘡管理では、医師や看護師、管理栄養士、薬剤師、理学療法士などからなるチームが、患者さんの床ずれ予防や治療などに当たります。

病院内での医療や在宅医療では、チームで医療を提供できるかどうかで、医療の質にも差が出てくるのです。

【質問51】医療の質は誰が客観的に評価するのですか？

88ページでお話しした、病院本来のサービスである「1次サービス」は、個々の患者さんに合わせたオーダーメイドを基本とします。問診票に記載した内容を医師が確認し、診察を行ない、患者さんに合った検査の指示をメディカルスタッフに出します。そして、検査結果に応じて治療方針を決め、処方や手術などを行ないます。

この流れを見ると、1次サービスの質を決めるのは、医師であると思う人が多いのではないでしょうか。たしかに、医師が大きな影響を与えているのは間違いありません。

しかし、医療サービスというものは、前項で説明したように、チームで提供していくものです。もし、あなたが質の高い医療を受けたいと思うのであれば、そのことを踏まえて、これから説明することをお読みください。

病院の１次サービスの質は、アメリカのアヴェディス・ドナベディアン博士（※１）によると、構造と過程、結果により構成されます。「構造」とは、人員配置や組織体制、建物、医療機器などのことです。「過程」とは、医療サービスを提供する過程や医療サービスを改善する活動、診療の際の職員どうしの連携などです。「結果」は医療の結果、すなわち治療成績といったことが該当します。

患者さんにとっては、「結果」が大いに気になるところでしょう。しかしドナベディアン博士は、それだけで医療の質全体を評価するのではなく、構造や過程もきちんと評価すべきであるとしています。医療の結果は、診療体制である「構造」と診療を提供する「過程」に、密接な関わりを持っているのです。

「構造が優れている」病院とは、医師や看護師の数が患者さんの数に比べて多い病院ということです。「過程が優れている」病院とは、診療計画などがきちんと整い、診療の際に医療従事者間の連携がとれている病院です。また、「結果が優れている」病院とは、治療成績が良い病院となります。

アメリカですでに行なわれている病院の質の評価（病院機能評価）は、日本でも1990年代後半から第三者機関を利用して行なわれるようになりました。その代表が「日本医療機能評価機構」です。

日本医療機能評価機構は、日本の医療の質の向上を目的として、1995年に厚生労働省や日本医師会などにより設立された公益財団法人です。病院機能評価をはじめとして、医療事故情報収集等事業、産科医療補償制度運営事業などを行なっています。日本医療機能評価機構は、病院の経営や機能が一定の水準以上に達していることを、次の8つの領域にわたる基準に従って評価し認定します。

第一領域：病院が機能的な組織運営をきちんと行なっているかどうかといったことや、地域における役割、健康増進などのCSR（※2）に関すること。

第二領域：医療の安全や質を向上する活動、患者の権利、チーム医療に関すること。

第三領域：患者や家族のプライバシー確保や医療相談の体制、アメニティー、受付や案内の機能に関すること。

第四領域：医療を提供する部門の組織体制や機能、質の改善に関すること。いわゆる現場機能。

第五領域：病棟の方針や責任体制、入院診療計画、ケアプロセス、記録、薬剤の管理といった入院に関する機能。

第六領域：病院の間接部門である人事や財務、総務といった部分の合理性と適切性、危機管理への対応。

第七領域：精神科病床特有の機能。

第八領域：療養病床特有の機能。

日本医療機能評価機構による病院機能評価では、現在全国の病院の３割について、運営が適正であると認定されています。認定結果はウェブ上に公開されているので、受診したい病院や就職したい病院について、どの領域が評価されているのか確認できます。

■認定病院検索

http://www.report.jcqhc.or.jp/index.php

これまでブラックボックスだった病院の運営について、第三者が客観的に評価するという意味で、画期的なしくみであると言えるでしょう。

そんな病院機能評価にも、大きく分けて3つの課題があります。1つは、審査を受けるためには、病院の規模によって126万〜263万円という高額の受審料が必要となることです。2つ目は、認定されたとしても経済的なメリットがあまりないことです。そのため、病院側からは「認定されたら診療報酬点数で優遇してほしい」という声が挙がっています。3つ目は、評価方法が診療体制の構造が中心であるため、マニュアルが整っていると好評価となりやすい傾向にあることです。

第三者評価によって医療の質が透明化しつつある背景には、78ページで説明した「情報の非対称性」があります。医療についての情報を患者さんにわかりやすく提供することが、患者さんがどの医療機関に診てもらうかを選択するに当たって求められているのです。

病院の中には、病院機能評価と別に、質の向上を評価するISO9000s（※３）や環境への取り組みを評価するISO14000s（※４）を取得するところも出てきています。このように、日々医療の質と経営の質を向上しようとする組織が珍しくなくなってきているのです。

（※１）アヴェディス・ドナベディアン：アメリカの医療の質研究に関する第一人者。医療の質は構造と過程、結果で評価されるべきと提唱した。

（※２）ＣＳＲ：Corporate Social Responsibility の略。「企業の社会的責任」とも言われ、企業の利益だけでなく地域貢献などさまざまな利害関係者に対する活動などのこと。

（※３）ISO9000s：ＩＳＯ（International Organization for Standardization・国際標準化機構）における組織の品質マネジメントシステムに関する認証。

（※４）ISO14000s：ＩＳＯにおける組織の環境マネジメントシステムに関する認証。

【コラム7】「名医」の条件

テレビのバラエティ番組を見ていると「神の手を持つ」という触れ込みの医師が登場することがあります。誰でも重い病気になったら、そんな先生に診てもらいたいものですね。

そもそも名医とは、どのような医師なのでしょうか？　難しい病気を治してしまう、手術がうまい、患者の評判がいいなど、いろいろな条件が挙げられるでしょうが、私は「良い治療結果をコンスタントに挙げられる医師」のことだと考えます。

「良い治療結果」は、217ページで述べたように、「構造」と「過程」に深く関わっています。つまり「構造」と「過程」と「結果」の3つが「医療の質」を決める要素だということです。

医療の質を別の観点で見てみましょう。

A病院がB病院よりも医療の質で劣っているとします。しかしこの場合、A病院がB病院に対し、すべての症例で劣っているわけではないということです。医療は不確実性が高いため、患者の状態や医療機関に受診した時の状況により変化します。そのため、A病院でもB病院より医療の質が高い場合があります。要するに、平均的にはB病院はA病院より医療の質が高いと言えるのです。

名医についても同様で、医療の質は医師の間でばらつきがあります。名医と言われる医師でも場合によっては良い治療成績を出せないこともあり、逆に名医と言われない医師でもすばらしい治療成績をあげる時があるのです。

名医とそうでない医師との差は、良い治療成績の発現率です。つまり名医と言われる医師のほうが、良い治療成績を出しやすいということです。

ただし治療の満足度は、医師と患者の信頼関係により変化します。治療成績だけでなく患者とのコミュニケーションなどにおいて、相対的に患者の満足度の高い医師が名医と呼ばれているのではないでしょうか。

【質問52】ジェネリック医薬品について教えてください

　ヒット商品のコピーをつくって販売をすることは、ビジネス上のモラルに反していますね。しかし、医療業界では、特許の切れた医薬品を他の会社が製造することはふつうに行なわれています。それどころか、そのことを国も推奨しています。

　これは、日本に限らず、多くの国で見られることです。その背景には、世界的な医療費の高騰があります。これをどのように抑えていくかが、各国の社会保障上の重要な戦略となっているのです。

　医薬品は非常に高額で、１錠１０００円するものも珍しくありません。開発に莫大《ばくだい》な費用がかかるため、その分が医薬品の価格に反映されているのです。高血圧や糖尿病といった生活習慣病であれば、そういう薬を毎日何錠も継続的にのまなければなりません。そうなると、国の医療費に与える影響は計り知れないものとなります。

そこで登場したのが「ジェネリック医薬品」です。

医薬品は、先発品と後発品に分類されます。先発品とは、製薬メーカーが莫大な資金と時間を投資して開発した医薬品のことです。先発品の特許が切れた後に、同じ有効成分を利用して製造販売される薬品が後発品、もしくはジェネリック医薬品です。

ジェネリック医薬品という名称は、「一般名」を表す英語（generic name）から来ています。価格は、先発品の5割から7割程度ですから、先発品が1錠70円とすると、ジェネリック医薬品は50円程度です。アメリカでは、ジェネリック医薬品が出ると、先発品の売上のほとんどが食われてしまうとも言われており、医療費全体で考えると、ジェネリック医薬品の存在は、大きなインパクトになると考えられます。

日本でも、少し前からジェネリック医薬品の利用が推奨されていますが、処方はあまり進んでいないようです。その理由として、以下の3つが考えられます。

①保険制度がしっかりしている

保険制度が充実していない国では、自費や上限のある医療保険で医療を受けている人が多いため、ジェネリック医薬品が患者さんの負担を減らすことに大きな効果があります。一方、国民皆保険制度のある日本では、３割負担で済むため、患者さんにとって、それほどメリットは感じられません。

②これまで商品名で処方してきた

医薬品には商品名と成分名（一般名）の２種類の名前があります。たとえば、胃の薬に「ガスター」がありますが、この成分名はファモチジンです。

日本で薬を処方する場合、これまでおもに成分名ではなく商品名で行なわれてきました。だから処方せんに「ガスター」と書いてあると、薬局は先発品の「ガスター」を出してきました。「ガスター」と同じ成分であるファモチジンが入っているジェネリック医薬品を薬局で出すには、病院で書く処方せんに「ファモチジン」か、ジェネリック医薬品の商品名が載っていないといけなかったのです。

③ジェネリック医薬品メーカーが多すぎて品質にばらつきがある

先発品の特許が1つ切れると、ジェネリック医薬品が30種類以上出ると言われています。これでは、どのジェネリック医薬品がいいのか、必ずしも患者さんが選ぶわけではないため迷ってしまいます。病院の処方せんに成分名で記入されていた場合、患者さんがそれを薬局に持って行ったとしても、その薬局がどこのメーカーの薬を使っているのかわかりません。もし、品質の低い製品を扱っている薬局に行ってしまえば、治療効果はあがりにくいでしょう。

だから、ジェネリック医薬品が普及するには、処方せんに成分名を書くことに慣れてもらう必要があるのです。

こうして考えると、ジェネリック医薬品が普及しないのは、医薬品自体に問題があるからではなく、それを取り巻く環境がまだ整っていないからだと言えるでしょう。

【質問53】セカンドオピニオンについて教えてください

あなたが医師から、「病状は深刻です。すぐに手術が必要です」と言われたとします。当然ショックを受けますね。信頼関係ができている医師に宣告されたとしても、信じたくない気持ちに変わりはありません。

そこで、最近ではセカンドオピニオンといって、主治医とは別の医師の意見も聴くことがふつうになりつつあります。専門的な見解を知り、自分が最善と思える治療方法を選択できるようになってきたのです。

その背景には、医療技術の進化と治療方法の複雑化があります。病気の治療方法はひとつとは限りません。がんであれば手術の他に、放射線治療などの物理療法、薬剤による化学療法、これらをミックスした治療方法と、どんどん進化し、かつ複雑になっています。そのため、自ら納得した上で医師の治療を受けるのでなければ、医師との信頼関係が崩れるだけでなく、患者さんにとっても悔いの残る結果となるかもしれません。

セカンドオピニオンについては、２００６年の診療報酬改定で、正式に制度として認められました。患者さんは、受診している医療機関から自分の病気に関する情報提供を受け、その情報を持って、セカンドオピニオンを行なってくれる医療機関へ行くことができるようになったのです。ただし、セカンドオピニオンは自費診療としている医療機関も多いので、事前に注意が必要です。

もし、セカンドオピニオンを受けたいと思ったら、主治医にその旨を伝え、セカンドオピニオン外来のある医療機関を調べてください。たいていは医療機関のホームページなどに告知してあるはずです。

患者さんの権利を尊重するための方法がセカンドオピニオンで、今後利用する人が増えることは間違いありません。

【質問54】入院した時に渡される予定表のようなものは何ですか？

クリティカルパスという言葉を、耳にしたことはないですか？　ご質問にあるような、入院時に渡される予定表、それがクリティカルパスです（クリニカルパスとも言います）。

これは、医療行為の工程を透明化するためのもので、患者さん用と医療従事者用に分けられます。その構造をかんたんに説明すると、次ページの図表29のように、縦軸には治療や検査、看護などの医療行為に関するものが示され、横軸が時間となっています。

これから入院しようという患者さんがこれを見れば、「1日目は、このような治療が行なわれ、このような薬剤が投与されるんだ。２日目は～」といった具合に、「何

図表29　クリティカルパス

	1日	2日	・・・・	X日
達成目標	手術の必要性が理解できる			
治療・検査	血算、生化学…			
・ ・ ・			・・・・	・ ・ ・
説明				

日目にどのような状態になれば退院できるんだ」ということがひと目でわかるわけです。こうして治療の過程が明らかになることで、医療従事者と情報を共有することができ、医療事故の防止も期待できるのです。

クリティカルパスが普及した背景には、医療サービスの透明化を要望する患者さん側の声と、入院から退院までの病院業務の効率化があります。

後者については、１９９０年代に起きた医療政策の転換があります。この時期、厚生省（現厚生労働省）が病院での平均在院日数の短縮と病院の機能分化を掲げたことにより、病院は同じ病床数で多くの症例に対処しなくてはならなくなりました。そこで、先にアメリカで始まっていた経営工学の手法であるクリティカルパスを、日本の病院も導入したのです。

その結果として、医療の透明性と臨床や病院経営に計画性を持たせる効果が生じました。

ここ5年でクリティカルパスも進化しました。特定の疾患の場合、医療機関で対処できなければ別の医療機関に患者さんを紹介するなど、地域どうしの連携が必要となります。そこで、地域医療連携パスも登場しました。

これまで、ある医療機関が別の医療機関に患者さんを紹介する時は、それぞれ先方と調整をした上で紹介状を書く必要がありました。しかし、地域医療連携パスを利用すると、先方の病床が空いていれば、定型の紹介状に必要事項を記入するだけで済み、医師の事務的な負担は大幅に削減されるわけです。現在は、脳卒中と大腿骨頸部《だいたいこっけいぶ》骨折を中心に、地域医療連携パスが策定されています。

【質問55】最近、病院からいろいろな同意書を渡されるようになったのはなぜですか？

これまで医療現場では、「パターナリズム」（※）といって、医師が決めた医療行為を、患者さんに同意を得ることなく提供するのがふつうでした。

しかし、医師や看護師などの医療従事者側と医療を受ける患者さん側との間には「情報格差」が横たわっています（78ページ【コラム3】参照）。また医療サービスは不確実性が高く、治療の結果は個々の患者さんの状態に左右されやすい側面がありま す。そこに誤解が生じると、医師や看護師に対するクレームへと発展し、最悪の場合は訴訟という事態にもなりかねません。

そこで、医療従事者が行なう医療行為について、患者さんに事前にきちんと説明し、納得してもらった上で治療をすべきだという考えが生まれました。それがインフォームドコンセント（ＩＣ＝Informed Consent）です。

患者さんが自分の病気や治療について納得すれば、自らそこに積極的に参加しようという気持ちも生まれやすくなります。そうして治療について前向きに捉えられれば、満足度も向上し、医療行為や治療結果に対して誤解が生じにくくなります。

このＩＣが普及した結果、同意書などの書類が増えているのも事実です。医療行為の説明が前提となり、説明には同意があってしかるべきとなったことから、病院における医療行為ごとに同意書が必要となったのです。

もし、入院して手術を受けようとすると、入院時の承諾書、検査の同意書、手術の同意書が必要になります。また、個室に入るのであればその同意書、付き添い人は付き添いの同意書といったものにサインさせられることとなります。

最近では、インフォームドコンセントから一歩進んで、インフォームドチョイス(Informed Choice)へと変化しています。これは、医療従事者が患者さんに病気や治療法について説明をした上で、その治療を受けるかどうか、あるいは複数の治療法の中からどれを採用するかを、患者さんに選択してもらうというものです。医療の発展によって、ひとつの病気について複数の治療法が可能になったことで生まれた考え方です。

（※）パターナリズム：家父長主義などと言われる。立場の強いものが弱いものの利益になるように意思に関係なく指導などをすること。

【質問56】メディカルツーリズムについて教えてください

数年前から医療ツーリズム（メディカルツーリズム）という言葉が、たびたびメディアで話題にのぼるようになってきました。

これは病気を抱える人が、医療費が安価だったり、高度な医療を提供する国に行き、そこで治療や手術などを受けることを指します（厚生労働省では「国際医療交流」と言います）。医療を受けるため国外へ出国するメディカルツーリストは、全世界で５００万人から６００万人にのぼると言われています。

メディカルツーリズムはもともと欧米で発達しました。その背景には、各国の医療保険制度のゆがみと医療技術の格差にあります。特にアメリカでは、医療保険がきちんと整備されていないため、保険に入っていない人が、医療費の安いタイをはじめとする東南アジアの国で手術を受けたり、ハンガリーや南米で歯の治療をすると言われています。これらの国では、海外のメディカルツーリストを受け入れることは、外貨獲得の手段のひとつになっています。

一方で、アメリカでは移植医療の技術が高度に発達しているため、臓器移植の手術を求める海外の患者をたびたび受け入れてきました。日本の子供が心臓移植の手術でアメリカへ渡った、というニュースは時々目にします。

日本でも２００９年に、海外のメディカルツーリストを積極的に受け入れようというプランが、経済産業省によって出されました。それを受けて、２０１０年に同省から「国際メディカルツーリズム調査事業報告書」が公表されました。

それを見ると、シンガポールやタイで上部内視鏡検査を受けると３〜４万円、下部内視鏡検査を受けると４〜７万円かかるのが、日本ではそれぞれ１万円前後、１〜１・５万円と、３分の１から４分の１の費用で済むことがわかります。日本の医療費は非常に安価であり、価格の面で日本は国際競争力があると言っていいでしょう。

しかし、このプランに真っ先に反対したのが、厚生労働省と日本医師会でした。ただでさえ、医師不足、看護師不足で医療需要が供給を上回っている状況の下、海外の患者さんを大勢受け入れることになったら、さらなる供給不足を招きかねない――それが反対の理由でした。

実際に、日本で医療ツーリズムを進めた場合、経済原則に従うと、病院は当然、単価の高い外国人の患者さんの治療を優先的に行なおうとするでしょう。なかには、診療報酬制度から離脱し、外国人患者の受け入れや自費診療に特化する医療機関が出てきてもおかしくはありません。この動きが進めば、日本の国民が医療機関からはじき出されるといったこともあり得ます。

そう考えると、まずは国内の医療体制を固めた上で、余裕があればメディカルツーリズムに回す、というスタンスがいいでしょう。

参考文献・資料等

木村憲洋＋川越満『〈イラスト図解〉病院のしくみ』日本実業出版社

木村憲洋＋川越満『〈イラスト図解〉医療費のしくみ』日本実業出版社

木村憲洋＋医療現場を支援する委員会『だれでもわかる!-医療現場のための病院経営のしくみ』日本医療企画

木村憲洋『超イロハ 師長の病棟経営数字』日総研出版

Donabedian A. Evaluating the quality of medical care. 1966. The Milbank Quarterly.2005;83(4):691-729.

日本医療機能評価機構，http://jcqhc.or.jp

日本医学会，http://jams.med.or.jp/

一般社団法人全国公私病院連盟，平成22病院運営実態分析調査の概要

厚生労働省，平成22年度我が国の保健統計

木村憲洋，混合診療は解禁すべき?，日経ビジネスオンライン，日経メディカルオンライン
http://business.nikkeibp.co.jp/article/life/20100527/214619/

厚生労働省，医療機関の未収金問題に関する検討会報告書

国税庁，税について調べる，http://www.nta.go.jp/taxanswer/shotoku/2100.htm

日本医師会，診療情報の提供に関する指針，http://www.med.or.jp/nichikara/joho2.html

東京都福祉保健局，http://www.fukushihoken.metro.tokyo.jp/iryo/kokuho/aramashi/hokenryou01/index.html

用語索引

木村憲洋（きむらのりひろ）
1971年栃木県足利市生まれ。94年武蔵工業大学（現・東京都市大学）工学部機械工学科卒業後、神尾記念病院などを経て、現在、高崎健康福祉大学健康福祉学部医療情報学科准教授。著書に、『イラスト図解 病院のしくみ』『イラスト図解 薬局のしくみ』『イラスト図解 看護のしくみ』『イラスト図解 医療費のしくみ』（以上、共著・日本実業出版社）、『図解雑学 病院の仕事としくみ』（共著、ナツメ社）、『「ズバリわかる！」診療報酬改定』（照林社）など多数。

病院《びょういん》は、めんどくさい 複雑《ふくざつ》なしくみの疑問《ぎもん》に答《こた》える

2012年8月20日初版1刷発行

著　者 — 木村憲洋
発行者 — 丸山弘順
装　幀 — アラン・チャン
印刷所 — 萩原印刷
製本所 — 関川製本
発行所 — 株式会社 光文社
東京都文京区音羽1-16-6(〒112-8011)
http://www.kobunsha.com/
電　話 — 編集部03(5395)8289　書籍販売部03(5395)8113
業務部03(5395)8125
メール — sinsyo@kobunsha.com

　ISBN 978-4-334-03699-7

584
鉄道会社はややこしい
所澤秀樹

たとえば直通運転では、鉄道会社どうしは車両や線路、駅を貸し借りし、それらの使用料を清算している。その仕組みは複雑怪奇だが、読むと楽しい、電車に乗ってみたくなる一冊。

978-4-334-03687-4

585
孫正義　危機克服の極意
ソフトバンクアカデミア特別講義

孫正義氏が直面した10の危機を取り上げ、どう乗り越えたかを解説。ベストセラー『リーダーのための意思決定の極意』の第二弾。第二部はツイッターを中心とした孫氏の名言集。

978-4-334-03688-1

586
医師のつくった「頭のよさ」テスト
認知特性から見た6つのパターン
本田真美

「モノマネは得意？」「合コンで名前と顔をどうおぼえる？」「失くし物はどう捜す？」…35の問いで知る認知特性が「頭のよさ」の鍵を握る。自分に合った能力の伸ばし方がわかる一冊。

978-4-334-03689-8

587
「ヒキタさん！　ご懐妊ですよ」
男45歳・不妊治療はじめました
ヒキタクニオ

精子運動率20％からの出発…45歳をすぎ思い立った子作りで男性不妊と向き合うことになった鬼才・ヒキタクニオの、5年の懐妊トレの記録。角田光代氏も泣いた〝小説のような体験記〟。

978-4-334-03690-4

588
ルネサンス　歴史と芸術の物語
池上英洋

15世紀のイタリア・フィレンツェを中心に、古典復興を目指したルネサンス。それは何を意味し、なぜ始まり、なぜ終わったのか――。中世ヨーロッパの社会構造を新視点で解く。

978-4-334-03691-1

589
ただ坐る
生きる自信が湧く　一日15分坐禅
ネルケ無方
悩みの多い現代人は常に〝考え〟ていて〝頭でっかち〟。坐禅という「考えない時間」をつくることで、一日の内容から、人生そのものまで変わる！　今日から始める坐禅の入門書。
978-4-334-03692-8

590
日本の難題をかたづけよう
経済、政治、教育、社会保障、エネルギー
安田洋祐　菅原琢
井出草平　大野更紗
古屋将太　荻上チキ
＋SYNODOS編
「ダメ出し」ではなく「ポジ出し」を！――経済、政治、教育、社会保障、エネルギー各分野の気鋭の研究者、当事者が、日本再生のための具体的な戦術、政策を提案する。
978-4-334-03693-5

591
それ、パワハラです
何がアウトで、何がセーフか
笹山尚人
急増する社会問題の背景に何があるのか。「言葉の暴力」「長時間労働」「退職強要」など、パワハラの実例を中心に弁護士が解説。管理職のみならず、ビジネスパーソン必携の一冊。
978-4-334-03694-2

592
なぜ、「怒る」のをやめられないのか
「怒り恐怖症」と受動的攻撃
片田珠美
怒りは抑えたり、無かったことにしても必ず再び現れ、自分や人間関係を傷つける。しつこい怒りを醸成する依存や支配、競争関係に着目し事例を分析。怒りを大切にする方法を説く。
978-4-334-03695-9

593
誰でもすぐできる 催眠術の教科書
林貞年
人の無意識に働きかけて心を操る究極の心理学「催眠術」。催眠誘導の環境づくりから実践テクニック、成功率の上げ方まで、第一人者が一挙公開。これ一冊であなたも催眠家に！
978-4-334-03696-6

594
ロマンポルノの時代
寺脇研

終焉後、四半世紀近く経った今も、人々の記憶に強く残り続ける「日活ロマンポルノ」。本書は、映画評論家として深く関わってきた著者による、16年半の愛とエロスの総括である。

978-4-334-03697-3

595
東京は郊外から消えていく!
首都圏高齢化・未婚化・空き家地図
三浦展

居場所のない中高年、結婚しない若者、空き家率40%予測……。さまざまな問題が大量発生する首都圏を舞台にした住民意識調査から、これからの都市と郊外のあり方を提言する。

978-4-334-03698-0

596
病院は、めんどくさい
複雑なしくみの疑問に答える
木村憲洋

長時間待たされる、医者の説明がよくわからない、薬局が外にある……。具合が悪いのに、病院に行けばめんどうなことばかり。医療現場の表も裏も知る著者がナゾを解明!

978-4-334-03699-7

597
この甲斐性なし!と言われるとツライ
日本語は悪態・罵倒語が面白い
長野伸江

女を罵りたいとき、男を罵りたいとき、愛を囁くとき、悲しみにうちひしがれたとき、人生につかれたとき、一発ぶちかましてみませんか。豊饒なる日本語の世界に分け入る一冊。

978-4-334-03700-0

598
東京いいまち 一泊旅行
池内紀

一夜をともにして、初めて知る「東京の町」の素顔…。都心から郊外、山の手から下町まで。これまで幾度も通りすぎてきた町との新たな出会い。一人旅の名手が訪ねた東京20の町の記憶。

978-4-334-03701-7